¿Quién tiene un cuerpo ideal? Sobre todo las zonas problemáticas hacen que las mujeres lo pasen mal: demasiado abdomen, muslos gruesos, glúteos poco firmes. ¡Haga algo para solucionarlo! La gimnasia Fatburner elimina los michelines y fortalece los músculos. La alimentación, el cuidado de la piel, los masajes y andar: quien cuida todo esto, tiene todos los triunfos en su mano. Además, no se beneficia sólo su figura del programa de fitness y belleza, sino también su mente. Le mostraremos cómo con un gasto relativamente mínimo puede conseguir mucho. ¡Y además pasarlo bien!

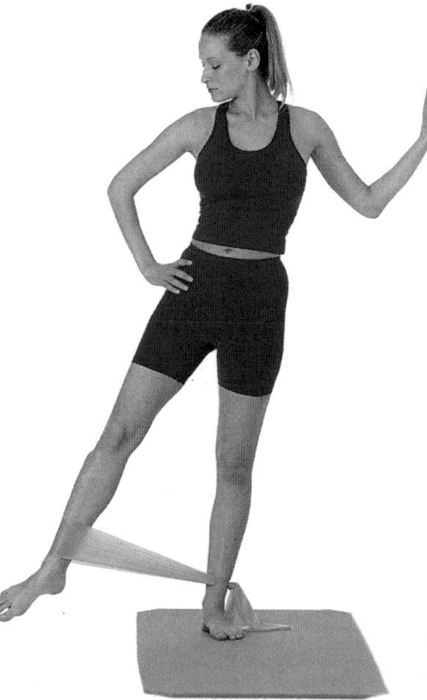

Contenido

Rápido en plena forma 4

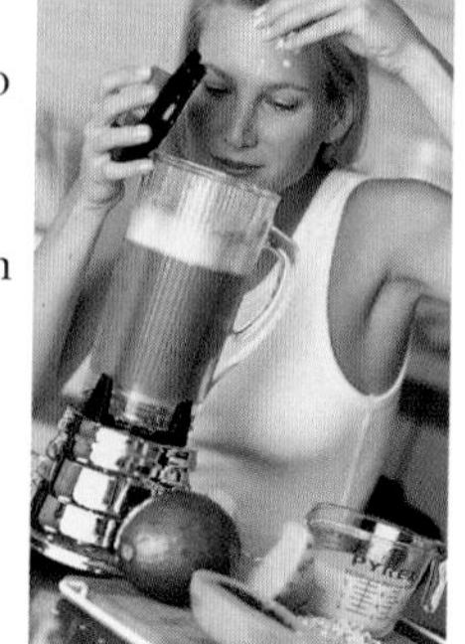

El abdomen plano 10

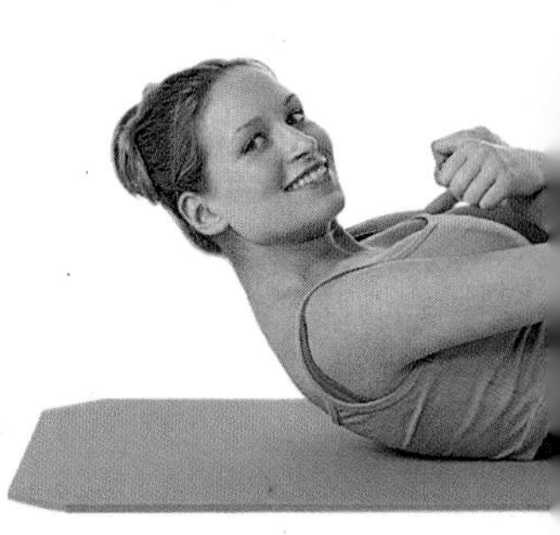

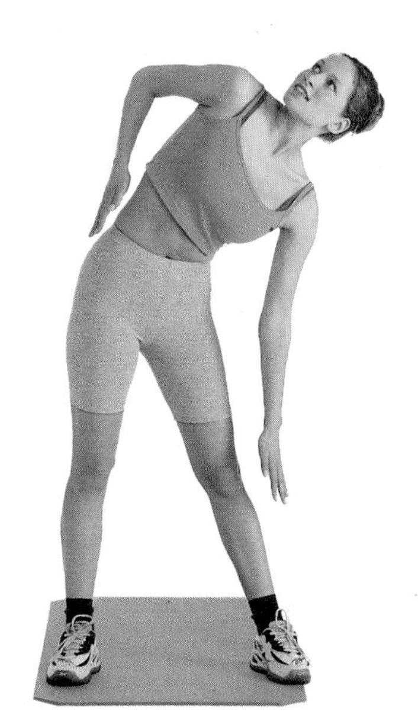

Piernas bonitas y firmes 20

Trasero firme 34

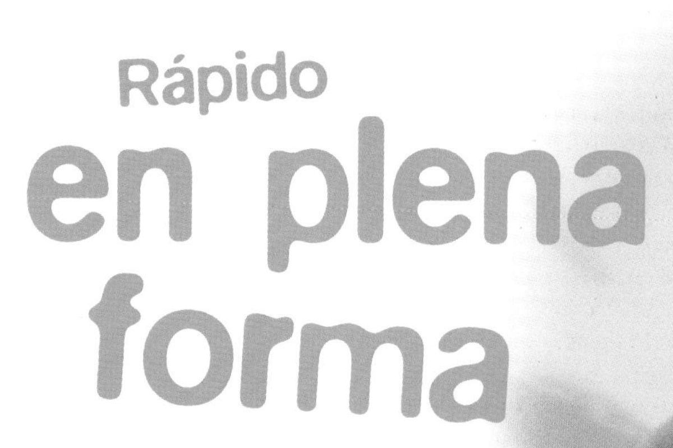

Rápido en plena forma

Pequeño coste: gran resultado

¿No tiene tiempo para el fitness? Esta excusa ya no sirve. Diez minutos de Body-Workout diarios fortalecen el abdomen, las piernas y los glúteos. Alimentarse correctamente refuerza el efecto. Para el "toque final" dispone entonces de los ejercicios Fatburner.

Tensa y firme

Cualquier figura tiene mejor aspecto

Todo el mundo conoce esta sensación: sus vaqueros favoritos aprietan. Examinamos nuestro abdomen, nuestras piernas y nuestros glúteos ante el espejo. Siempre existen estos lugares que para nuestro gusto son demasiado protuberantes, demasiado redondos, demasiado abundantes y demasiado blandos. La báscula lo remata... Con el Programa Fatburner adecuado y una mirada crítica a nuestra alimentación usted se pondrá manos a la obra en sus zonas problemáticas. ¡Pero no hay que exagerar! Puede existir una redondez femenina, sólo que tensa y firme.

Moderado, pero regular

No es necesario ningún deporte intensivo fatigante, sino ejercicios indicados para los determinados grupos de músculos. Con un consumo mayor de energía se reduce la grasa en los lugares correctos; el trabajo muscular contribuye a fortalecer el tejido y a mejorar la tersura de la piel.
Pero es mejor practicar un poco de forma regular que hacerlo de cuando en cuando de forma excesiva. Los músculos prefieren ejercicio moderado. Es suficiente con diez minutos diarios para convertir los cúmulos de grasa en músculos. Mejorar la silueta exige un poco más de tiempo y paciencia.

info:

¿MUSCULITOS? ¡NO, GRACIAS!

No tema conseguir una gran musculatura con el entrenamiento. Biológicamente, es poco probable, porque las mujeres carecen de la hormona para desarrollar la musculatura. Con los ejercicios de estiramiento se consigue la elasticidad adecuada de la zona ya reforzada. El músculo se estira y se irriga de forma óptima. El cuerpo llega a estar fuerte y bien entrenado, pero no musculoso.

¿Cuándo, dónde y con qué practicar?

- La hora del día no tiene importancia. ¡Lo importante es hacerlo!
- Practicarlo mejor en casa o dejarse contagiar por el espíritu deportivo de los demás en el gimnasio (pág. 42) es una cuestión de cada persona y no sólo una cuestión de dinero. Para el resultado de los ejercicios no tiene ninguna importancia. Es mucho más importante combinar los ejercicios de manera que cada grupo de músculos trabaje lo suficiente.
- Para romper la monotonía en su entrenamiento diario, puede incorporar distintos elementos en su programa diario. Las pesas pequeñas y las muñequeras de aerobic en las articulaciones del pie intensifican el efecto de los ejercicios.
- De múltiple aplicación resultan las cintas de goma, que se atan, o los llamados *tubings*, tubos de goma con asas en los extremos. Así se trabaja contra la resistencia del material (pág. 30).

Abajo los kilos, arriba el ánimo

Bien alimentada, esbelta y en forma

Comer de forma incorrecta es un camino seguro para tener problemas en su figura. Si además el cuerpo tiene poco movimiento, los músculos se debilitan y se acumula la grasa. Así se resiente no sólo su figura, sino también su ánimo. La lucha contra los kilos se inicia. Las dietas nuevas son a menudo el principio de una carrera "hacia la gordura". Culpable de ello es el efecto yoyó. Mientras, la cura de hambre pone al organismo en una actitud de ahorro. Tras la dieta, el cuerpo acumula reservas para nuevos "períodos de sequía". Con el resultado de que las células grasas están mucho más repletas que antes. Adelgazar y mantenerse sólo es posible mediante una alimentación sana y equilibrada. ¿Qué significa esto? Comer un poco de todo, pero sin exceso.

La grasa fabrica grasa

El primer mandamiento para una línea esbelta dice: evitar la grasa, el dulce y las harinas blancas. Quien evita 10 g de grasa al día (una cucharada sopera de mantequilla) pierde en un año 4,7 kg de peso. Deberían reducirse los alimentos que engordan a un máximo de 80 g por día. Inclusive las grasas saturadas del embutido, el queso, la carne, el chocolate, los pasteles y las salsas... En estos alimentos la combinación de grasa y los llamados "hidratos de carbono vacíos", como el azúcar refinado, es el modelo de una figura infernal. Las moléculas de azúcar hacen que aumente de forma rápida el nivel de insulina en la sangre. Esta hormona de nuevo produce una retención de grasa excesiva, si se comen demasiados hidratos de carbono.

Comer bien supone el 50% del éxito

Esbelta con alimentos ricos en fibra

Los alimentos ricos en fibra actúan como verdaderos adelgazantes. En cambio, se en-

información:

COMPRUEBE SU PESO IDEAL SEGÚN EL ÍNDICE DE MASA CORPORAL

Calcule así si usted tiene sobrepeso:

$$\text{IMC} = \frac{\text{Peso en kg}}{\text{Altura en m x Altura en m}}$$

Si usted, por ejemplo, mide 1,70 m y pesa 65 kg, el cálculo sería así: 65: (1,7 x 1,7) = 22,5

I.M.C. inferior a 19	= peso por debajo de lo normal
I.M.C. de 19 a 25	= peso normal
I.M.C. de 25 a 30	= ligero sobrepeso
I.M.C. superior a 30	= obesidad

cuentran con escasa frecuencia en los menús. Activan la digestión y benefician la figura porque el abdomen permanece plano. Además con la fibra, la sensación de saciedad se consigue antes y dura más tiempo. Alimentos que contienen mucha fibra son el pan integral, las verduras crudas y las legumbres.

Los hidratos de carbono son productores de energía

Antes se consideraba que engordaban y se prohibían. Pero esto no es cierto. Los hidratos de carbono ayudan a estar en buena forma, porque aportan la energía necesaria a los músculos.

Para una alimentación sana son recomendables especialmente el arroz, la pasta, las patatas, las legumbres, el pan integral, la fruta y la verdura. Estos alimentos contienen hidratos de carbono de cadena larga que, a diferencia de los hidratos de cadena corta del azúcar, van de manera lenta pero continuada a la sangre. Esto mantiene el nivel de glucemia constante, y el cuerpo se mantiene más tiempo en forma y saciado.

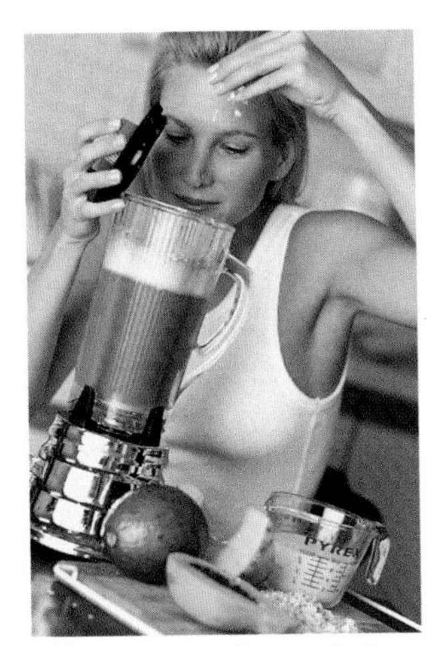

La alternancia es la moneda de cambio: tanto al comer como al entrenar. Luego llega la satisfacción.

La proteína aporta potencia a los músculos

La proteína es la materia fundamental de todas las células humanas. Para los músculos también es imprescindible. En lugar de carne, coma más proteína vegetal en los cereales, las legumbres y las patatas. Los huevos y los lácteos son también valiosos proveedores de proteínas.

Las vitaminas y los minerales aportan energía

Mediante las vitaminas se acelera el metabolismo. Las trece vitaminas esenciales se encuentran principalmente en la fruta y en la verdura. La vitamina C, E y la Betacarotina protegen las células porque atrapan los radicales libres (moléculas que dañan las células). Para la silueta, junto con los minerales como el magnesio, el cromo y el selenio, el papel principal lo juega la vitamina C, porque estimula el consumo de grasa.

Alimentos como, por ejemplo, la grosella, el kiwi, la papaya, los cítricos y el pimiento contienen mucha vitamina C.

Mueva su cuerpo

Costumbres alimenticias más saludables pueden hacer que los kilos desaparezcan. Pero resulta más sano y rápido si usted además practica algún deporte. Mediante el movimiento se consumen más calorías y se estimula el metabolismo. esto quiere decir que incluso si usted no practica ningún deporte se incrementa el consumo de calorías, el llamado movimiento de energía. El peso ideal se acerca.

En forma en 10 minutos

Programa breve para las que tienen prisa

¿De nuevo estresada? ¿A menudo de viaje? Con frecuencia queda poco tiempo o tranquilidad para un entrenamiento en detalle. Ningún problema. Con nuestro programa rápido para estar en forma, conseguirá en 10 minutos movilizar sus zonas problemáticas (pág. 5).
Realice nuestros ejercicios de manera atenta y concentrada. ¡Usted comprobará que el pequeño gasto merece la pena!

consejo:

EL MOMENTO ADECUADO

Si usted encuentra el momento idóneo para llevar a cabo el entrenamiento, los ejercicios se convertirán fácilmente en una rutina. Empezar con energía por la mañana o eliminar el estrés por la tarde. ¿Qué necesita?

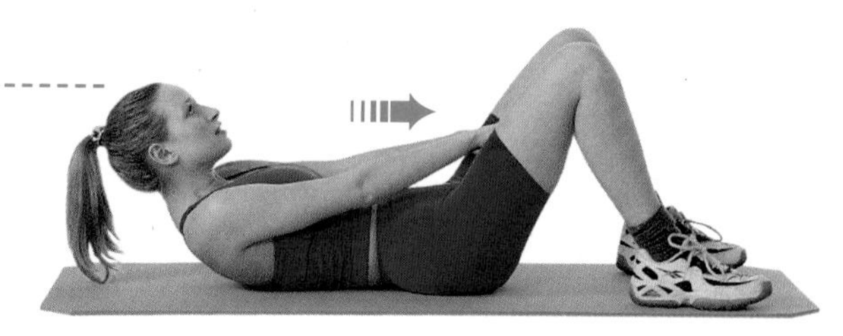

3 minutos para el abdomen

Musculatura recta del abdomen

- Túmbese sobre la espalda con las piernas rectas y las rodillas dobladas. Doble el cuerpo hacia delante.
- Estire los brazos hacia delante entre las piernas, de manera que los hombros levanten el cuerpo. Contraiga los músculos del abdomen, deténgase un momento. Al levantar el cuerpo respire.

⏲ Repita el ejercicio diez veces, luego repose los hombros en el suelo. Pausa.

Musculatura oblicua del abdomen

- El ejercicio es el mismo. Únicamente esta vez los brazos no pasan por entre las piernas, sino por los lados, mientras los músculos del abdomen se tensan.

⏲ Diez veces por el lado izquierdo. Luego reposar los hombros y descansar brevemente.

⏲ Ahora diez veces por el lado derecho.

En todos los ejercicios, la respiración correcta es importante (véase más información al respecto en la página 13).

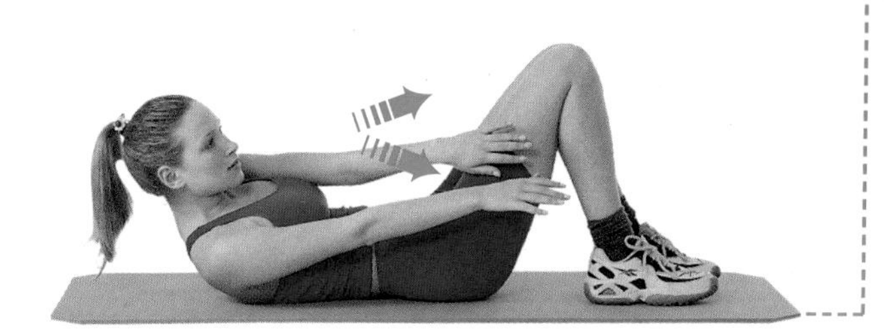

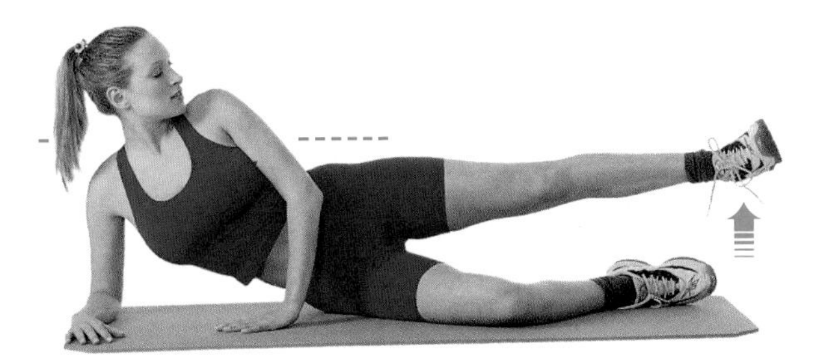

6 minutos para las piernas

Parte exterior del muslo

● Túmbese de lado. Doble la pierna inferior hacia atrás. Apóyese en el antebrazo. Con el otro brazo apóyese con la palma de la mano por delante del cuerpo.

● Levante y baje la pierna superior lentamente. Pero no la llegue a apoyar. Deje la rodilla recta.

🕒 Haga tres series de diez repeticiones con una breve pausa.

Parte interior del muslo

● Mantenga la misma posición lateral del cuerpo y de los brazos. Extienda esta vez la pierna inferior. Coloque la pierna superior doblada por delante a la altura del otro muslo.

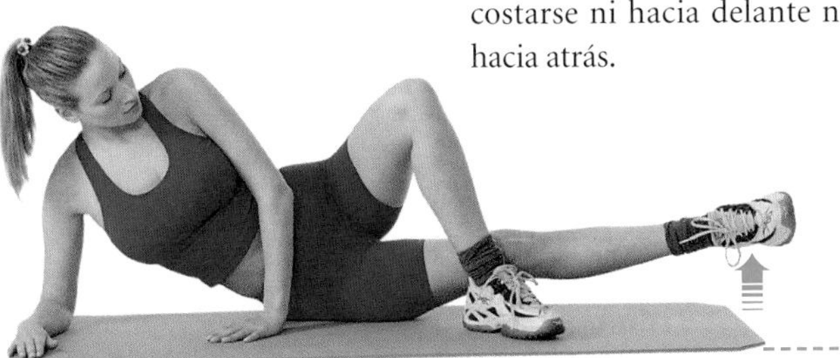

● Levante y baje la pierna extendida. Importante: tumbarse bien de lado y no recostarse ni hacia delante ni hacia atrás.

🕒 Realice tres series de diez repeticiones; a continuación descanse. Luego haga ambos ejercicios sobre el otro lado.

1 minuto para los glúteos

● Túmbese de nuevo sobre la espalda. Doble ambas piernas. Versión más difícil: sólo apoyar los talones.

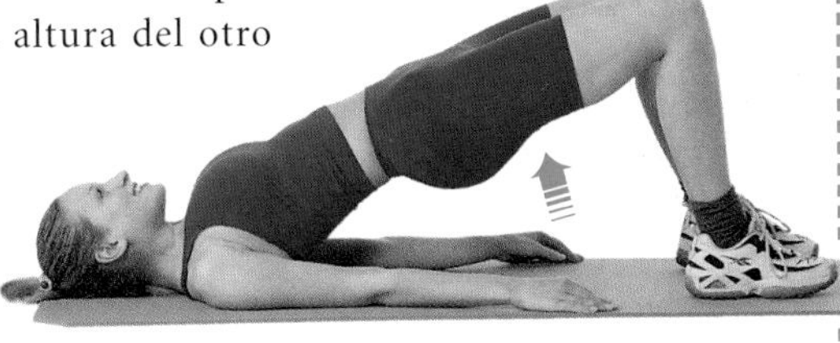

● Levante la pelvis hasta sentir claramente la tensión en la musculatura de los glúteos. Manténgase así unos segundos, luego descienda lentamente los glúteos hasta cerca del suelo. De nuevo tensar, elevar y descender.

🕒 Haga tres series de diez repeticiones.

El abdomen plano

Ningún problema, si se saben tratar los músculos del abdomen

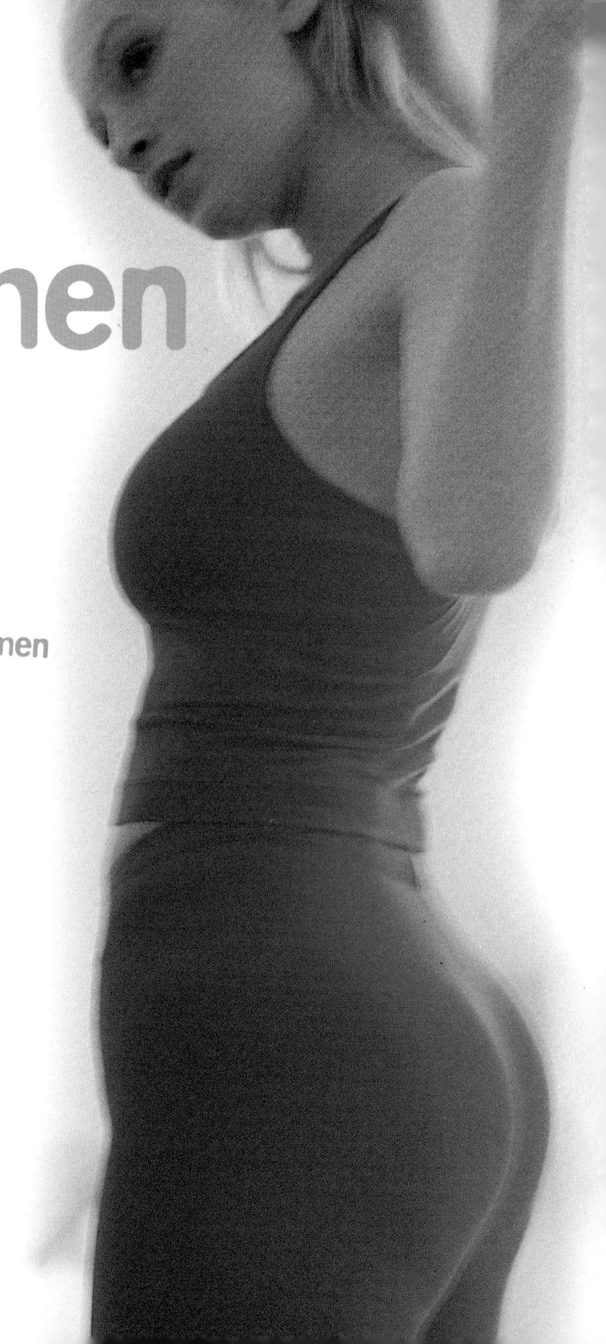

El abdomen es un compañero de entrenamiento agradecido. Pertenece al grupo de músculos que responden al entrenamiento y modifican su estructura. Ya lo verá: ¡merece la pena!

En forma para el biquini

No debe ser una "tabla de lavar", que por cierto sólo tienen algunos hombres jóvenes debajo de la camisa. Un abdomen plano con la musculatura ligeramente visible favorece también a las mujeres.

Así es

Con la dieta únicamente no se consigue. Fortalecer los músculos está anunciado.

La perseverancia puntúa

Es suficiente con 10 minutos diarios de entrenamiento del abdomen. Para conseguir un éxito visible lo principal es la perseverancia. Los músculos del abdomen pertenecen al grupo de músculos que rápidamente responden tanto al entrenamiento como al descanso. Tiene poco sentido que los músculos se encuentren en forma después de casi doce semanas de entrenamiento intensivo si al cabo de dos meses nos relajamos y lo dejamos. Tampoco es conveniente entrenar con exceso esta parte del cuerpo.

Tres grupos de músculos

El músculo recto del abdomen une la parte superior e inferior del cuerpo. Los dos músculos oblicuos hacen que sea posible la rotación y los movimientos laterales de la parte superior del cuerpo. El músculo interno lo notamos principalmente al respirar y al toser. Es el único músculo que no se entrena.

Bueno para la postura

Tener los músculos fuertes del abdomen también tiene una ventaja en su salud: junto con los glúteos sostienen la pelvis hacia arriba y evitan problemas de postura. Si los músculos del abdomen están poco desarrollados puede tener problemas de rigidez y dolores de espalda.

info:

TIPOS DE ENTRENAMIENTO

La constitución de los huesos y la distribución de la grasa son hereditarias. Esta estructura básica no puede modificarse, pero puede intentar mejorarse. Fíjese por tanto un objetivo realista y entrene su cuerpo de manera correspondiente:

- Tipo 1, "Atlético": Hombros anchos, caderas estrechas, parte superior del cuerpo más larga, constitución musculosa con poca grasa que se convierte en musculatura rápidamente. Óptimo: de 2 a 3 veces gimnasia a la semana.
- Tipo 2, "Leptosómico": Articulaciones cortas con caderas estrechas. Poca grasa corporal pero también poca masa muscular. Musculatura difícil de desarrollar. Entrenar tres veces por semana dirigido a las zonas problemáticas.
- Tipo 3, "Pícnico": Constitución ósea ancha y fuerte. A menudo con bastante grasa corporal. Engorda con facilidad, mientras que la musculatura se debilita. Entrenamiento muscular frecuente importante, diario en el abdomen.

Musculatura recta del abdomen

El Body-Workout debe ser divertido. En caso contrario no se mantiene la constancia, lo que sería una lástima por la energía ya invertida.

Practicar de forma correcta

- Seleccione el ejercicio que más le guste o cambie a menudo de ejercicio.
- Con música alegre es todavía más divertido. Al empezar repita el ejercicio tan a menudo como pueda.
- Como mínimo ocho veces, dos series. Y con el tiempo vaya aumentando.
- Al principio entrene cada dos días, y a partir de la segunda semana, diariamente.

«Series»

Una «serie» es una repetición del mismo ejercicio, que debe realizarse todo seguido. Luego hacer una pequeña pausa y realizar otra serie.

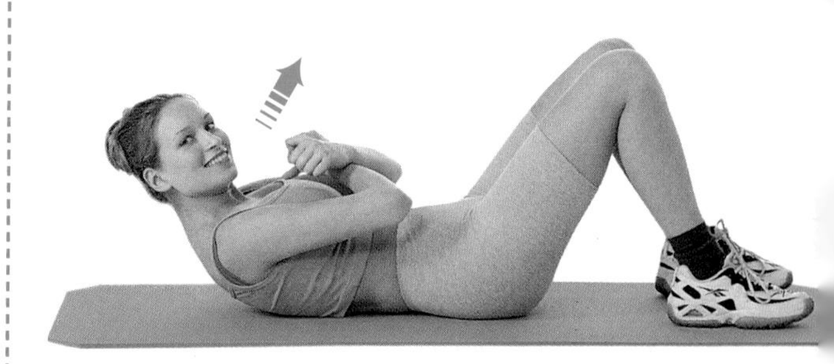

Ejercicios para principiantes

Sit-ups o Crunch

Crunch (en castellano, significa "crujir") se denomina a los ejercicios en posición tumbada.

- Las piernas estiradas, la espalda pegada al suelo. No deje ningún hueco. Cruce los brazos encima del pecho. Mantenga la distancia de un puño entre la barbilla y el pecho. Mire hacia arriba.
- Levante la cabeza y los hombros del suelo; para ello junte firmemente la musculatura del abdomen. Cuando note la tensión en el abdomen, deténgase brevemente y luego vuelva a descender.

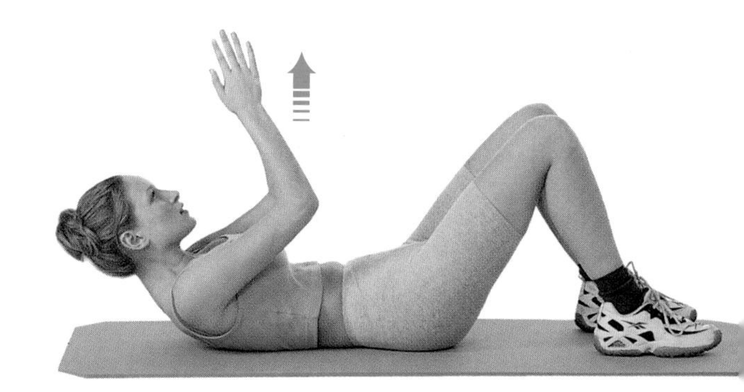

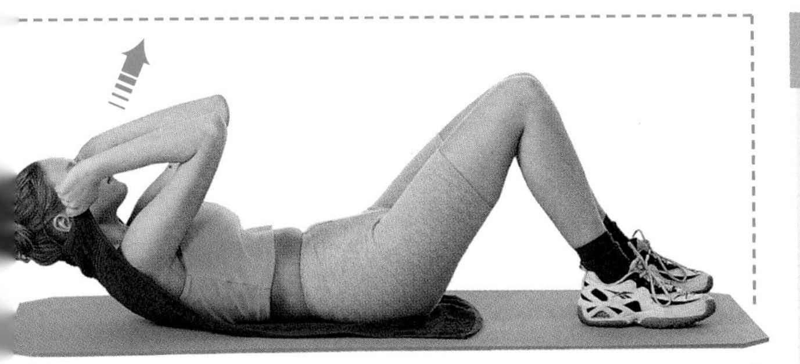

En postura de oración

● Aquí también debe estar tumbada sobre la espalda, las piernas dobladas 90 grados. Junte las superficies de las manos en posición de orar y mantenga los antebrazos junto al cuerpo.

● Tense los músculos del abdomen y levante las manos en dirección al techo de la habitación. Levante la espalda. Deténgase brevemente y regrese a la posición inicial.

Con un pañuelo

● Ponga un pañuelo debajo de su espalda. Mantenga las piernas en la misma posición que el ejercicio anterior. Acerque las esquinas del pañuelo junto a la cabeza. Los brazos han de estar doblados y los codos mirando a las rodillas.

Ahora eleve la cabeza y los hombros con la ayuda del pañuelo. El abdomen se tensa. La espalda permanece plana junto al suelo.

● Sienta la musculatura de su abdomen. Cuanto más fuerte es la resistencia, más efectivo es el entrenamiento.

consejo:

ENTRENAMIENTO MODERADO

● Practique lentamente, para esforzar la musculatura.

● Mantenga un ritmo regular de respiración. Respire al tensar e inspire al destensar. En los ejercicios de abdomen es preferible una "respiración superficial" a una "respiración profunda". Así el abdomen puede permanecer retraído y los músculos pueden seguir tensados.

● Usted se entrenará de manera efectiva cuando la musculatura del abdomen se repliegue como un acordeón. Las costillas inferiores se repliegan en dirección a los huesos de la pelvis, y el ombligo hacia la espalda.

● Es importante cuando en la posición de espalda eleva la cabeza y los hombros: la espalda y la nuca deben formar una línea, la nuca debe estar relajada al máximo (la fuerza debe provenir del abdomen). Resulta de ayuda mirar al techo mientras se realiza.

consejo:

LUCHE CONTRA EL ABDOMEN HINCHADO

No siempre el exceso de grasa es el motivo de un gran abdomen. Si se siente hinchado a la altura de la mitad de su cuerpo, entonces su digestión no funciona bien. Comer mal y deprisa tiene también la culpa de que se acumule demasiado aire en el abdomen.

- De alivio inmediato resulta el té de hinojo, el anís y el comino. No lo tome demasiado caliente y bébalo en pequeños sorbos. Renuncie a comidas que provocan gases, como las legumbres, la col y la cebolla.

- Mediante un automasaje se estimula la digestión: cuando esté en la cama por la mañana tumbada de lado realice un masaje ligero en el abdomen desde el ombligo con las yemas de los dedos, con movimiento circular en el sentido de las manecillas del reloj. La duración debe ser de unos 20 segundos y con una frecuencia de tres veces al día como máximo. Los problemas persistentes de intestinos deben consultarse al médico porque pueden tener causas más serias.

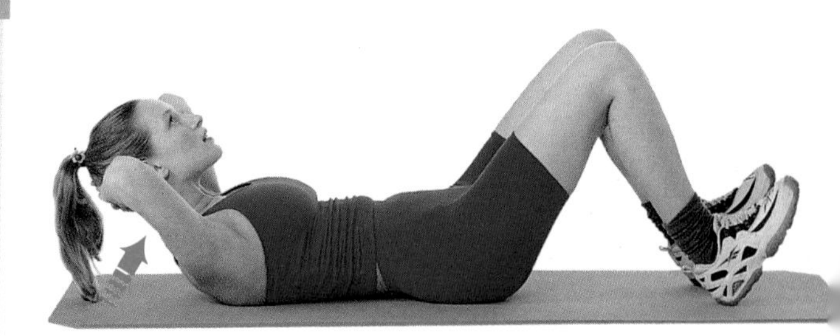

Ejercicios para avanzados

Alta tensión para la musculatura del abdomen, tan pronto como note que los ejercicios más fáciles no le suponen esfuerzo. Entonces entra en acción la segunda fase de Work-out para un abdomen tenso.

Practicar correctamente

◷ Aquí también es válido repetir tan a menudo como se pueda. Al principio como mínimo ocho veces, tres series. ¡Empecemos!

Profit-Sit-ups

- La posición es la misma que en los ejercicios para principiantes. Sin embargo, en esta ocasión los pies deben estar apoyados sobre los talones. Las manos sujetas a la nuca y los codos hacia fuera.

- Fije la mirada en un punto del techo mientras los hombros se elevan del suelo y los músculos del abdomen se tensan. No doble los codos hacia adentro.

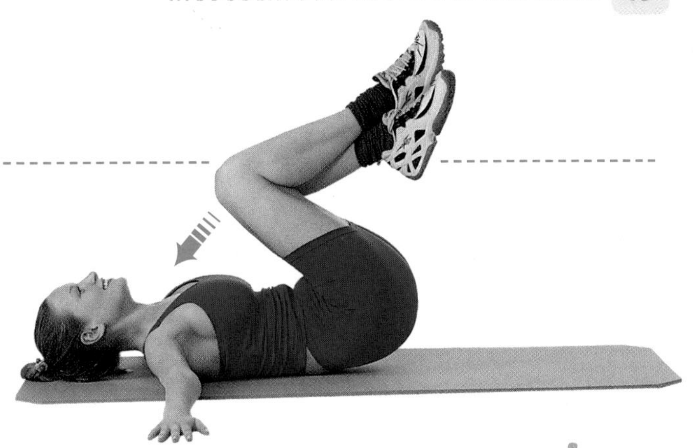

Crunch al revés

- Túmbese sobre la espalda. Separe los brazos lateralmente del cuerpo.
- Levante del suelo las piernas dobladas en ángulo. Tense el abdomen. Mientras mueve las rodillas en dirección al pecho, la parte inferior de la espalda se separa del suelo. Lentamente regrese a la posición inicial.

Posición de la vela

- Tumbada sobre la espalda estire las piernas ligeramente dobladas hacia arriba. Las manos deben estar encima del abdomen.
- Debido a la contracción de la musculatura del abdomen, los glúteos se elevan pocos centímetros del suelo. Las puntas de los pies miran al techo. Las piernas deben mantener la posición correcta de vela y no doblarse. En ningún caso levante las piernas con un salto, si no el ejercicio no es válido para el abdomen.

consejo:

Y, ¿YA SE NOTA ALGO?

Quien desee saber cómo le va mientras tanto con sus músculos del abdomen, puede comprobarlo fácilmente en el espejo:

- Colóquese de pie, levantando un poco las manos y apretando los puños: al mismo tiempo tense la musculatura del abdomen. Para ello, los antebrazos deben estar pegados al cuerpo. Así debería ser visible un ligero relieve del músculo.
- Esta breve contracción también es un ejercicio rápido apropiado para otros momentos: en la oficina, en la cola de un cine, etc..

Musculatura oblicua

La musculatura oblicua ayuda al músculo recto en su trabajo y gira la parte superior del cuerpo. Cuatro músculos se reparten el trabajo.

Cuatro «auxiliares»

Los dos músculos oblicuos externos empiezan en la parte baja de la caja torácica respectivamente y finalizan en el lado opuesto de la cadera.
En sentido contrario van los músculos oblicuos internos del abdomen. Empiezan en las caderas y cruzan por debajo de la musculatura recta del abdomen hacia el lado opuesto hasta la caja torácica.

Entrene también en cada Workout los músculos oblicuos para el abdomen. Sólo así podrá eliminar los michelines de su cintura.

Practique correctamente

Elija uno de los tres ejercicios:
Empiece con ocho veces, dos series.
Lentamente incremente el número de veces y de series.

Cruz

- Tumbada sobre la espalda. Las manos sujetas a la nuca. La pierna derecha recta sobre el suelo, la pierna izquierda en ángulo.
- Eleve el hombro derecho del suelo por contracción de la musculatura del abdomen y dirija el codo derecho en dirección a la rodilla izquierda. Mantenga brevemente esta posición y luego descanse.
- A continuación cambie de pierna y dirección.

consejo:

Concepto de tres puntos para un abdomen plano

- Las duchas alternadas ayudan al fortalecimiento: por la mañana y por la noche, un minuto fría, dos minutos caliente. Termine con agua fría.
- El masaje fortalece el tejido y previene las estrías del embarazo: levante suavemente la piel con los dedos pulgar y corazón, centímetro a centímetro, y presione ligeramente.
- Vigile la postura: Los hombros caídos y la espalda curvada abomban el abdomen hacia delante. Esconder el abdomen no es la solución, sino tener una buena postura. Más información sobre la postura en la página 27.

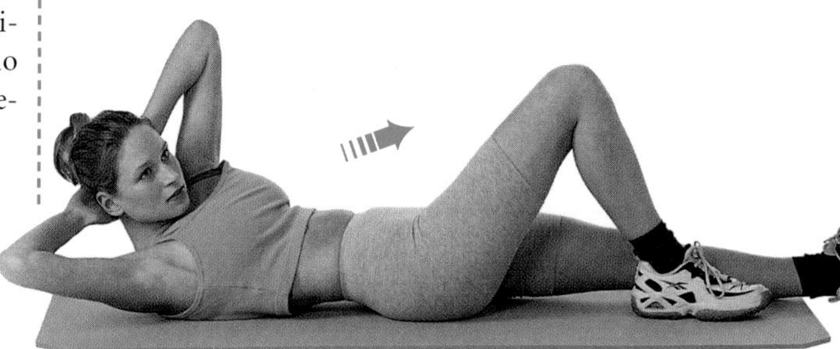

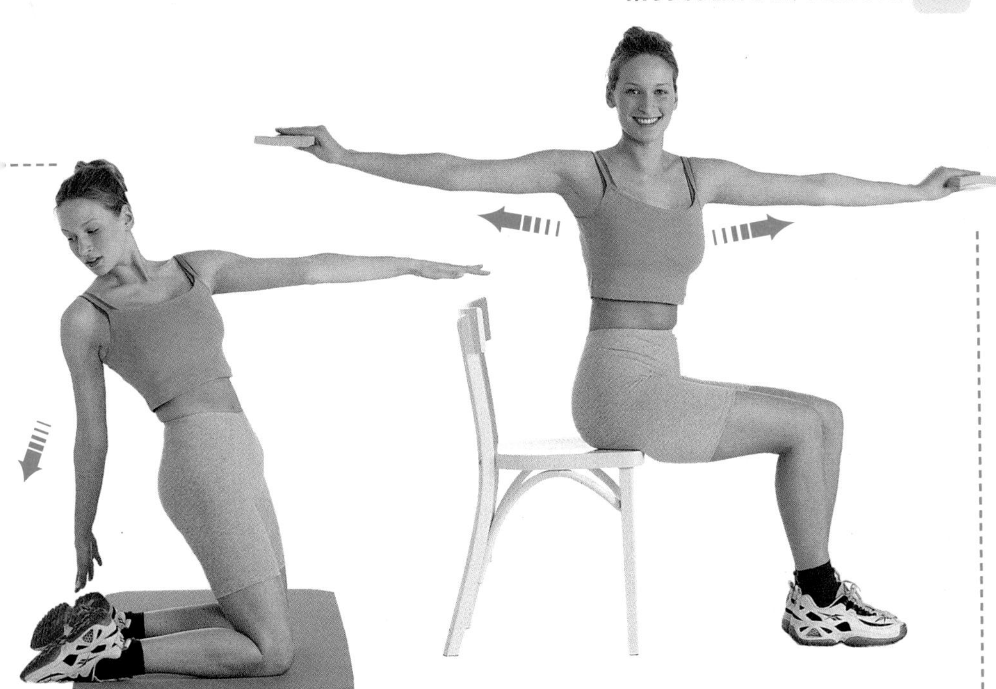

Sobre la rodilla

● Tome una superficie sobre la que pueda arrodillarse cómodamente, por ejemplo una alfombra para gimnasia. El tronco debe permanecer derecho y los brazos estirados hacia delante.

● Gire la parte superior del cuerpo hacia el lado izquierdo y estire su mano hasta el talón derecho, lo más lejos que pueda.

● Vuelva a la posición inicial y repita el ejercicio hacia el otro lado. Vigile que el abdomen esté tensado y la pelvis mire hacia delante.

Ejercicio de giro sentada

● Siéntese recta en una silla y sostenga un libro en cada mano. Estire los brazos hacia los lados. Es importante que las rodillas (y mucho mejor también la cara) miren hacia delante durante el ejercicio.

● Gire la parte superior del cuerpo lo máximo posible desde la cadera hacia la derecha, llevándose también el brazo. Vuelva a la posición de partida y luego gire la parte superior del cuerpo hacia el otro lado. Realice este ejercicio con un tempo rápido y rítmico.

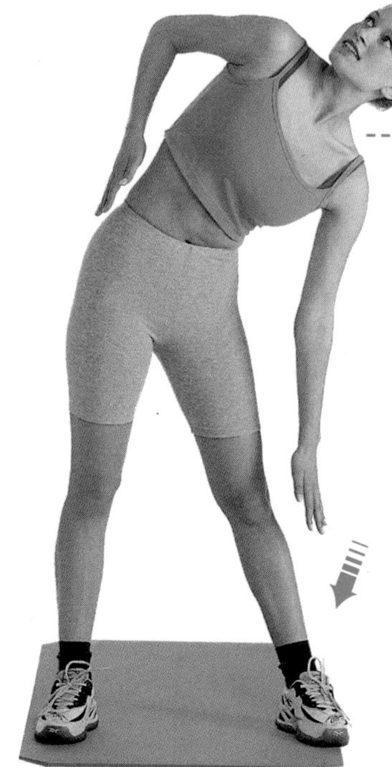

La cintura

¡Fuera los michelines!

Quien tenga problemas con los pesados michelines en la cintura debería realizar estos ejercicios con especial interés. Fortalecen la musculatura oblicua debajo de las zonas que son conocidas como «michelines». También resultan de ayuda en caso de problemas en la parte inferior de la espalda.

Flexión de tronco lateral

- De pie con las piernas abiertas; deje caer los brazos.
- Gire la parte superior del cuerpo hacia la izquierda y estire con la mano izquierda al máximo hacia el suelo. No gire la parte superior del cuerpo hacia delante.
- Para volver a la posición inicial haga entrar en acción la musculatura oblicua del abdomen.

Debe notar claramente al doblarse y enderezarse la contracción de los músculos en el lado izquierdo de la cintura.

- Haga lo mismo hacia el otro lado.

🕒 Quince repeticiones de cada lado. Como mínimo dos series.

consejo:

¿QUÉ ME PONGO PARA REALIZAR LA GIMNASIA?

- La ropa ideal permite total libertad de movimiento. Los *shirts* de algodón o los pantalones de jogging sirven de igual forma que el conjunto más chic de aeróbic.
- Hasta que el cuerpo no haya entrado en calor, utilice un jersey no muy grueso y unos pantalones de precalentamiento (como los de ballet). Los calcetines gruesos mantienen los pies calientes.
- Quien entrene con pesas debería utilizar zapatillas de gimnasia ligeras (para que los pies estén protegidos, en caso de que se caiga una pesa). También son indicadas las zapatillas en el gimnasio.

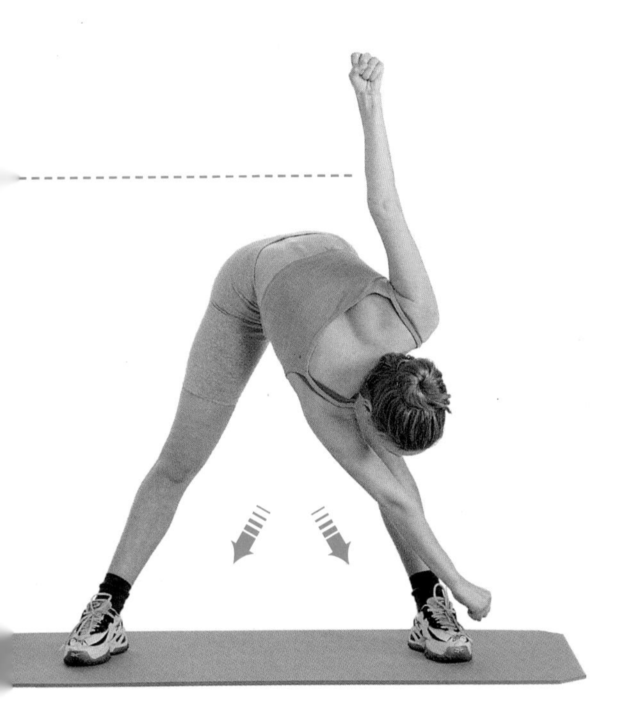

Boxear cabeza abajo

● De pie con las piernas abiertas, los brazos extendidos y las manos con los puños muy cerrados.

● Doble la parte superior del cuerpo hacia abajo, y toque con el puño derecho el pie izquierdo y viceversa. El brazo opuesto debe elevarse hacia arriba. Cuando cambie de lado no se incorpore. La cabeza debe girar hacia el mismo lado de la mano que toca el pie.

⌚ Toque diez veces cada pie. Luego incorpórese y haga una pequeña pausa. Mínimo dos series.

Para ejercitados: Posición lateral

● Túmbese sobre el lado izquierdo con las piernas estiradas, de manera que el cuerpo forme una línea recta. Apóyese sobre el antebrazo izquierdo. Deje la mano derecha sobre la cadera o el abdomen.

● Tense el cuerpo de manera que la cadera y las piernas se eleven del suelo. Si usted realiza el ejercicio correctamente, sólo tendrá en contacto con el suelo el antebrazo izquierdo y el lado exterior de su pie izquierdo. Mantenga esta posición unos segundos, descienda lentamente sin llegar a apoyarse.

⌚ Repita este ejercicio ocho veces, cambie de lado y realice otra serie.

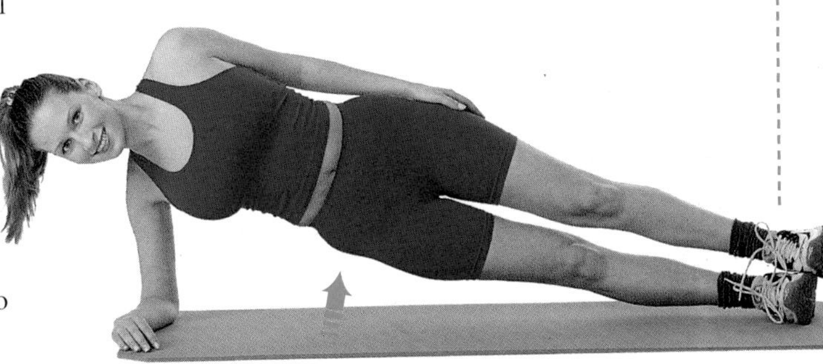

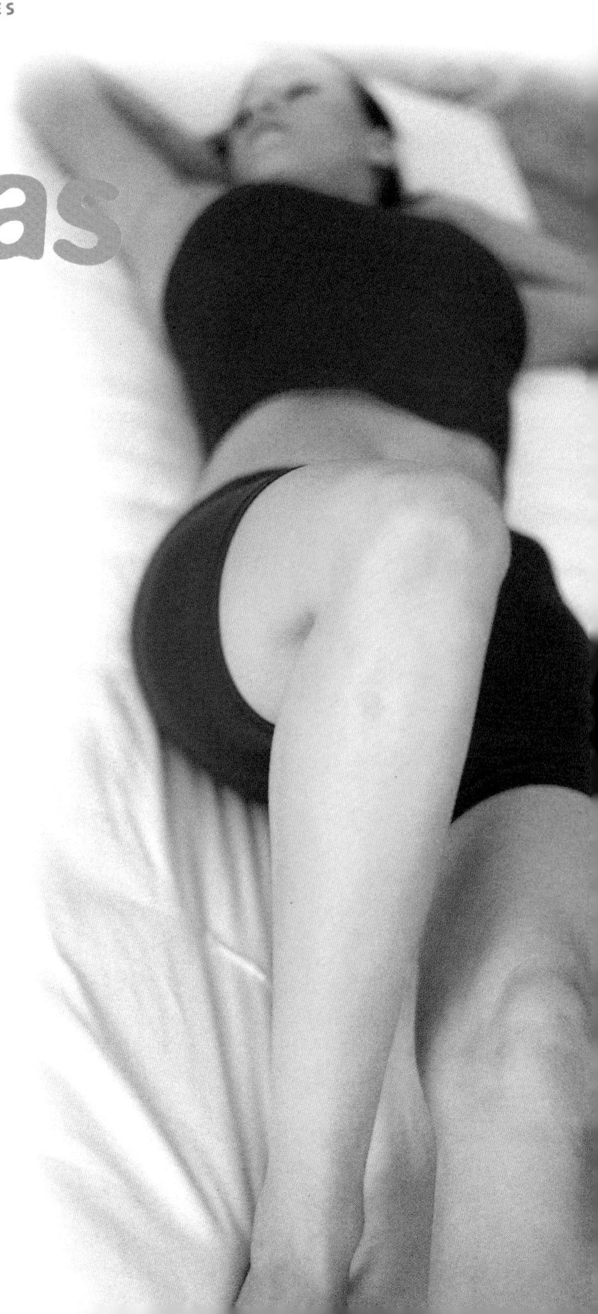

Piernas bonitas y firmes

Por fin podrá llevar minifalda otra vez...

Los hombres las consideran como un elemento erótico. Sin embargo, pocas mujeres están satisfechas con sus piernas. Las piernas de Nadja Auermanns de 1,21 m de longitud («arma maravillosa») son un caso aislado. El 80 por 100 de las mujeres censuran sus cartucheras, su grasa en las rodillas y su celulitis.

Zonas celulíticas

Casi ninguna mujer se libra de la celulitis

Presionamos y pellizcamos nuestros muslos, nos giramos y doblamos delante del espejo en busca de los primeros indicios. ¡Están ahí! Nos invade el pánico. ¿Qué hacemos?

Típicamente femenino

El motivo de la celulitis es el tejido conjuntivo femenino más débil. Mientras que en un hombre la fibra está entrecruzada como una rejilla en forma de tijera y la rodean células grasas más pequeñas, los tejidos femeninos están colocados de forma paralela y tienen cámaras de grasa mayores. Esto hace que el tejido sea extensible, lo que resulta necesario para el embarazo. Desgraciadamente pueden almacenar de forma generosa grasa y agua. Cuantas más hormonas femeninas (estrógeno y gestágeno) produce el cuerpo, más almacenamos. La consecuencia es una superficie de la piel que nos recuerda a la de una naranja.

Las delgadas también tienen

En general, el sobrepeso favorece la celulitis. Pero tampoco perdona a las mujeres delgadas. El embarazo, las píldoras anticonceptivas, el mal drenaje linfático, las digestiones lentas y mala función renal son factores que favorecen la celulitis. El estrés continuado, la falta de sueño, el exceso de alcohol y, sobre todo, el tabaco provocan la formación de celulitis incluso en mujeres delgadas.

¡Realmente, ayuda!

Una alimentación equilibrada junto con un entrenamiento muscular adecuado pueden arreglar las zonas celulíticas. La musculatura entrenada tiene mejor riego sanguíneo. Un metabolismo activado puede eliminar los residuos de manera más efectiva. Además, mediante un consumo más elevado de energía se elimina la grasa de las zonas adecuadas. Los músculos tienen mayor volumen –de nuevo a costa de las zonas celulíticas–. Resultado: el músculo se refuerza desde dentro y no sólo se nota más firme sino que también tiene un aspecto más firme.

info:

EL TEST DEL PELLIZCO LO DEMUESTRA

¿Existe ya celulitis o todavía no? Si junta un trozo de piel del muslo, el músculo prensado tiene el aspecto de la piel de una naranja. Esto todavía no es celulitis, sino la estructura típica del tejido conjuntivo femenino, que se hace visible por la presión. Sólo se habla de celulitis cuando la piel sin presionar ni pellizcar tiene en algunas zonas abombamientos o curvaturas. Si éstas son visibles incluso tumbada, se trata de un estado avanzado de celulitis.

Stretching
Precalentar y enfriar

Para la gimnasia del abdomen no es necesario el *stretching*. De todos modos, nunca se debería hacer gimnasia con la musculatura en frío (un coche, cualquier vehículo tampoco funciona a todo gas con el motor en frío). Las agujetas, la rotura de fibras, las distensiones y, con el tiempo, también los daños musculares están preprogramados en caso de empezar normalmente en frío. ¡El *stretching* es una obligación antes del entrenamiento!
Y el enfriamiento posterior ayuda a la musculatura a relajarse más rápidamente y a encontrar su longitud original.

Precalentamiento con diversión

Variantes de precalentamiento para los tipos Power, cuyo estiramiento es muy suave:

- Bailar con música marchosa.
- Saltar o correr sin moverse del sitio, hasta llegar a sudar.

Para el estiramiento de la parte superior de los muslos, lado anterior

- De pie, doble la pierna derecha, sujete la articulación del pie con la mano derecha y estire al máximo posible para acercar el talón al glúteo. La tensión debe notarse en la parte anterior del muslo.

🕒 Aguante así 12 segundos y luego cambie de pierna.

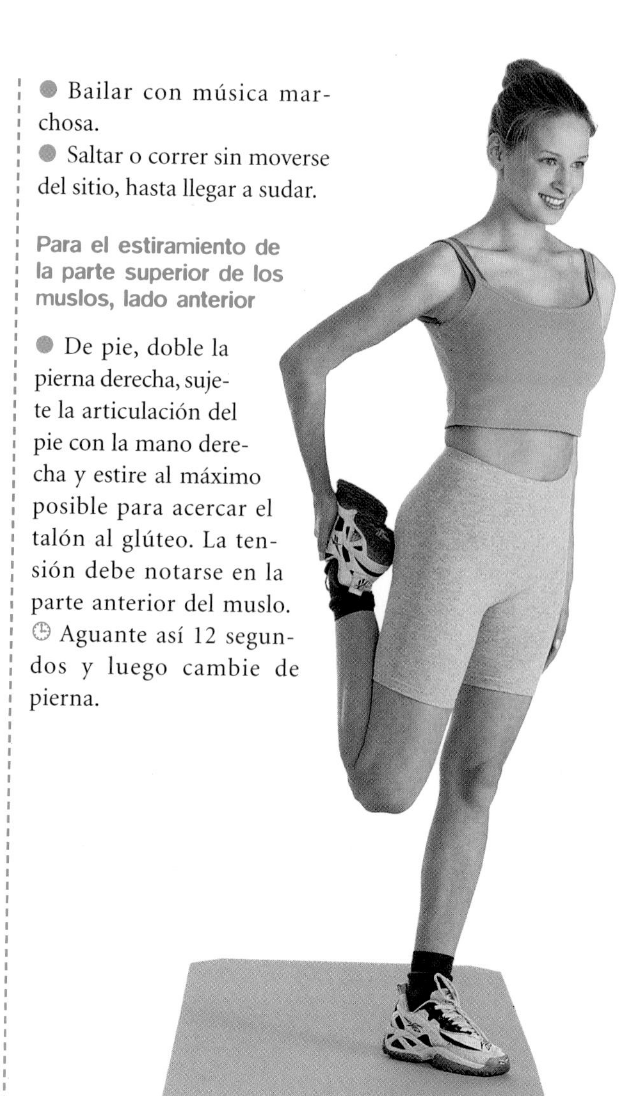

Para el estiramiento de la parte posterior de la cadera y las piernas

● Póngase de rodillas sobre una toalla o una alfombra de gimnasia. Estire una pierna hacia delante, apoye la pierna sobre el talón. La rodilla no debe estar completamente estirada.

● Apóyese con ambas manos en el muslo de la pierna estirada y empuje los glúteos al máximo posible hacia atrás, hasta que note un claro estiramiento.

La parte superior del cuerpo debe permanecer en línea recta hasta la nuca.

🕒 Manténgase así durante 10 segundos y luego estire la otra pierna.

Para el estiramiento de la musculatura de los glúteos

● Tumbada, doble las rodillas y apoye los pies en el suelo.

● Con ambas manos sujete una rodilla y presiónela en dirección al hombro izquierdo.

🕒 Mantenga esta posición durante diez segundos y luego cambie de pierna.

La nuca y los hombros están relajados. Sólo puede realizar estiramiento en los glúteos.

info:

EL ABDOMEN RESPIRA

La mejor técnica en el deporte es la respiración profunda con el abdomen (la única excepción es la gimnasia de abdomen, ver página 16). Quien respire profundamente con el abdomen, aporta mucho espacio a sus pulmones. De esta manera introduce oxígeno fresco y transporta hacia fuera el oxígeno consumido. Esto ofrece al cuerpo energía renovada y relajación.

● Practique la respiración con el abdomen, tumbada en el suelo: compruebe cómo su abdomen se abomba al inspirar y se destensa al respirar. Inspire con la nariz y luego deje salir el aire de forma sonora a través de la boca.

Los muslos

Ejercicios para la parte interior y exterior

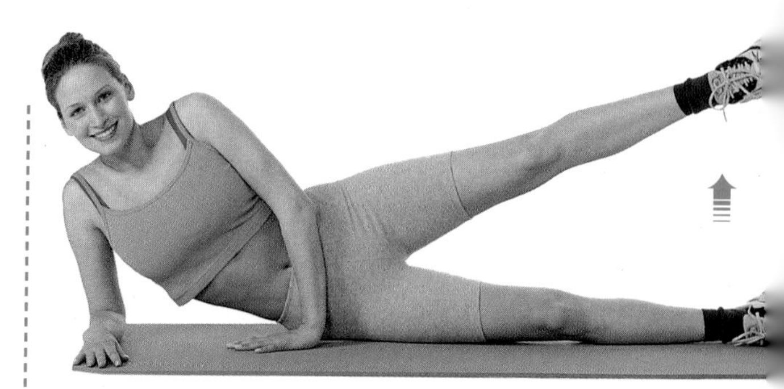

La musculatura de la pierna en la parte exterior del muslo, donde se forman las "cartucheras", se llama en el lenguaje técnico "abductores". Los músculos de la parte interna se llaman "aductores". Entrenar bien este grupo de músculos es especialmente importante para las mujeres, porque la parte interna de la cadera se vuelve fácilmente flácida. En ningún caso pase por alto este ejercicio, a pesar de que al principio le cueste.

Para practicar correctamente:

⏱ Empiece con doce repeticiones por lado, dos series.

Para los abductores

- Túmbese de lado sobre el suelo, y apóyese en el antebrazo. Con el otro brazo, apóyese con la superficie de la mano.
- Eleve lateralmente la pierna derecha lo máximo posible con el pie ligeramente inclinado. Descienda la pierna de nuevo.

⏱ Cambie de lado después de la primera serie.

- Quien lo desee, también puede realizar el ejercicio de los abductores de pie. Para obtener un mejor balanceo, apoye la mano en la pared. Las rodillas siempre deben mirar hacia delante.

consejo:

ENTRENE MODERADAMENTE

- Haga los ejercicios de la forma más lenta y concentrada posible. Sólo así se consigue el éxito.
- No cometa excesos al principio. El cuerpo le dará señales evidentes.
- Demasiado ejercicio, demasiado frecuente o demasiado rápido conduce a lesiones.
- No olvide respirar. Respire al tensar e inspire al destensar.

Vigile en estos tres ejercicios que su cuerpo yazca de lado y no se incline ni hacia delante ni hacia atrás.

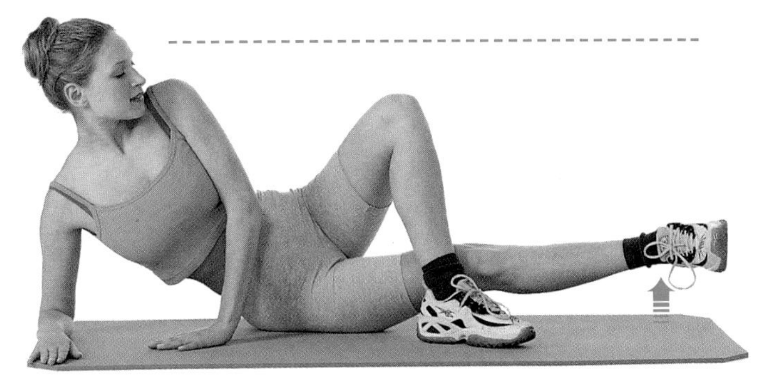

Para los aductores

- La posición es la misma que para el ejercicio de abductores.

Sólo que ahora la pierna superior por delante del muslo de la pierna inferior.

- Elevar y descender la pierna inferior estirada.

Una pelota como elemento auxiliar

- Usted se encuentra de nuevo en posición lateral. La cabeza reposa sobre el brazo inferior. Apóyese de nuevo con la superficie de la mano del otro brazo por delante del cuerpo.

La pierna superior se encuentra ligeramente doblada a la altura de la rodilla sobre una pelota de tamaño mediano. La pierna inferior está estirada.

- Elevar y descender esta pierna sin llegar a tocar el suelo.

Es importante en este ejercicio que durante el movimiento no incline la cadera hacia delante.

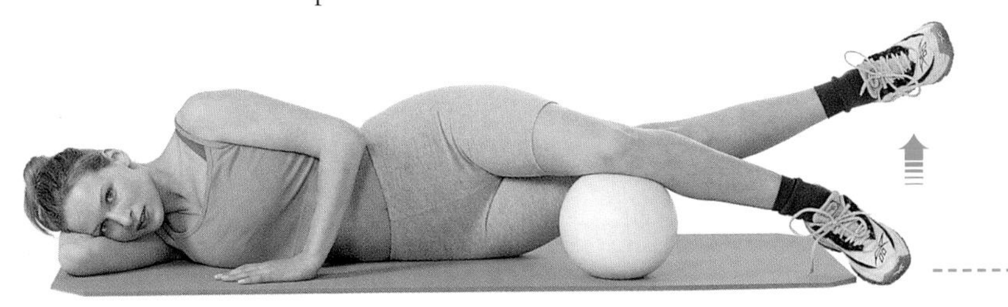

Los muslos

Ejercicios para la parte anterior y posterior

El músculo de la parte delantera del muslo (músculo extensor) tiene muchos componentes. Pertenece a los músculos que soportan más carga de nuestro cuerpo y por tanto es el más fuerte. Lo utilizamos continuamente tanto si estamos de pie, caminamos, corremos o nos inclinamos. Su contrapartida en la parte posterior es el que dobla la pierna, que en el argot técnico se denomina *hamstrings.* Por lo general está menos desarrollado.

Para practicar correctamente

Primero entrenar la parte posterior, luego la anterior.
Al principio repetir cada ejercicio doce veces por cada lado, dos series.

Para la parte posterior

- De pie sobre la pierna derecha con la rodilla ligeramente doblada, estirar la pierna izquierda hacia atrás de manera que la punta del pie roce el suelo.
- Elevar la parte baja de la pierna izquierda hasta sentir la tensión en el muslo. Volver a descender. En caso de que le resulte difícil mantener el equilibrio, apoye las manos en el respaldo de una silla.

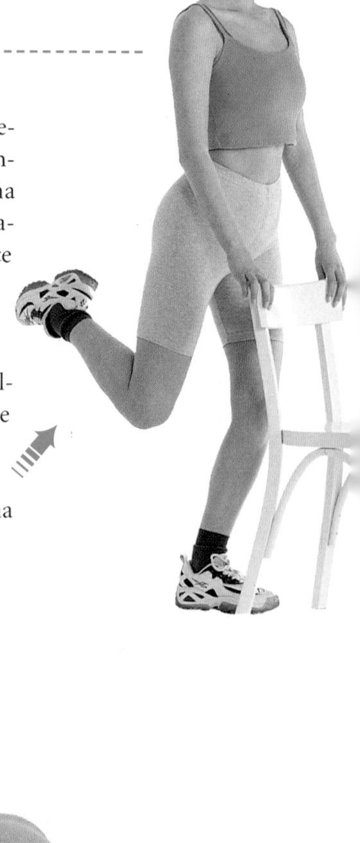

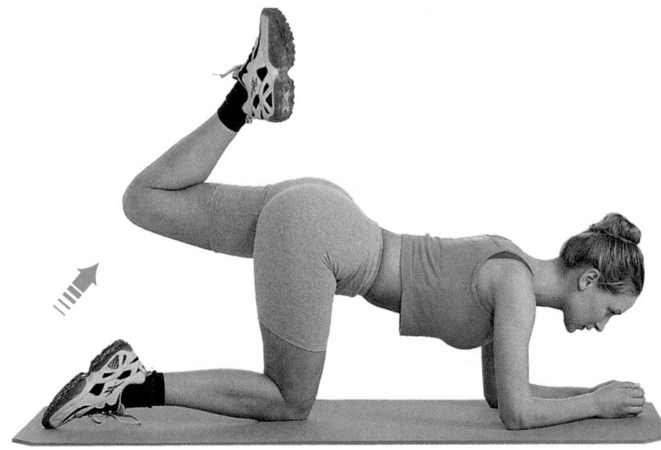

consejo:

ASÍ CONSIGUE UNA BUENA FIGURA

Al andar, estar de pie y sentarse, tener en cuenta la postura; merece la pena sólo por su figura. Una buena postura corporal hace que el abdomen parezca mas plano, eleva el pecho y endereza. Por esto: la cabeza hacia arriba (bajar la barbilla) y el pecho hacia fuera. Estirar la columna vertebral y dejar caer los hombros de manera natural. Relajar los músculos de los glúteos y de la pelvis. Esto modera la lordosis. Para un caminar atractivo y natural debe relajar la pelvis y rodar los pies de manera suave.

- Es el mejor ejercicio para reforzar la musculatura del pecho y los hombros: en la postura del rezo presionar las manos delante del pecho. Lentamente contar hasta nueve y dejar de presionar. Realizar este ejercicio como mínimo ocho veces.

Hamstrings tumbada

- Túmbese sobre la espalda. Las piernas en ángulo apoyadas sobre los talones en el suelo. Procure que los brazos y la nuca estén relajados durante todo el ejercicio.
- Eleve la pelvis hasta que sienta con claridad la tensión en el músculo posterior del muslo.

Manténgase así 10 segundos y luego descienda con el mismo ritmo lento.

Hamstrings de rodillas

- Arrodillarse en el suelo. Apoyar los antebrazos de forma paralela hacia delante. Estirar una pierna hacia atrás. La punta del pie debe mirar hacia abajo.
- Con la pierna recta estirada hacia los glúteos volver a la posición inicial. No se tumbe. Es importante que las caderas permanezcan de forma paralela al suelo, mientras la nuca, la espalda y la pierna forman una línea.

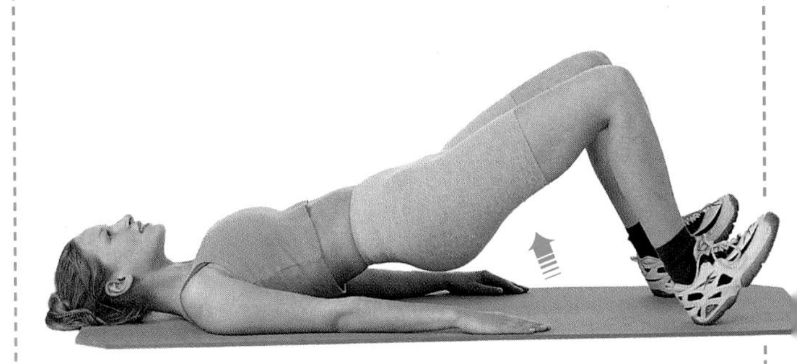

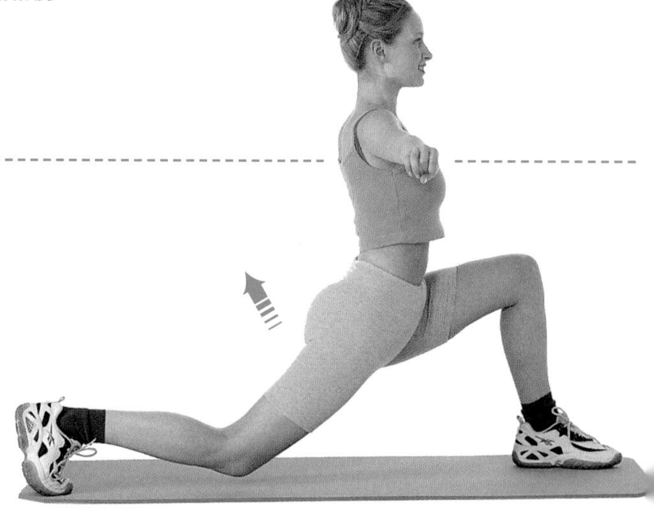

Para la parte anterior

- Sentada, apóyese en el suelo con las manos hacia atrás y los pies en el suelo.
- Estire primero una pierna y luego la otra. Las rodillas deben estar a la misma altura. Tenga en cuenta que la espalda debe estar siempre recta.

Repita el ejercicio veinte veces.

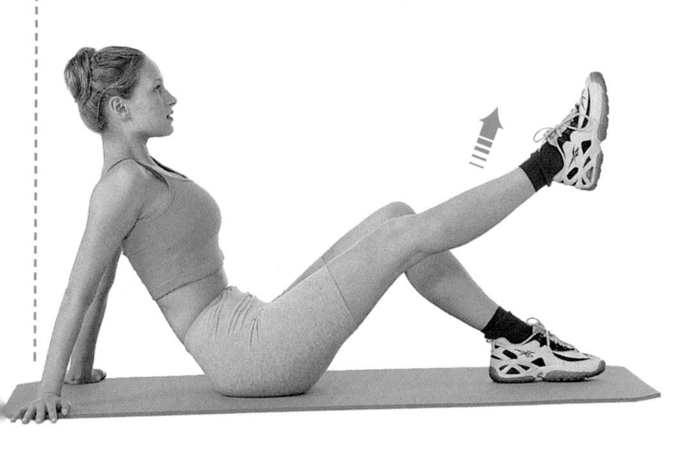

Paso de caída hacia delante

- De pie: postura recta con los pies cerrados. Estirar lateralmente los brazos a la altura de los hombros para un mejor equilibrio.
- Con la pierna derecha dar un paso grande hacia atrás. Seguir estirando la pierna hacia atrás hasta formar un ángulo de 90º. La rodilla derecha debe casi rozar el suelo.
- Lentamente elevarse sobre el pie delantero, hasta que la pierna trasera esté casi estirada; luego volver a doblar la rodilla anterior para que la rodilla trasera descienda hasta el suelo. Mientras tanto, la parte superior del cuerpo debe permanecer siempre recta. La rodilla doblada no debe sobrepasar la punta del pie.

Doblar la rodilla con el mango de una escoba

- Póngase de pie, las piernas abiertas. Sostenga el mango de la escoba con las manos por detrás de la nuca a la altura de los hombros.
Incline ligeramente hacia delante la parte superior del cuerpo, pero la espalda debe permanecer recta.
- Descienda lentamente como si quisiera sentarse hasta donde pueda.
- Luego vuelva a la posición inicial.

info:

Concepto de tres puntos para unas piernas bonitas

- El masaje diario actúa contra la celulitis: con ambas manos pellizque ligeramente un trozo de piel entre el dedo índice y el pulgar y elévela casi un centímetro. Recorra así todo el muslo desde la rodilla.

- Las cremas especiales con efecto profundo para las piernas ayudan a activar el metabolismo celular y el flujo linfático, así como el riego sanguíneo. Los principios activos que tienen efecto positivo sobre las piernas son la hiedra, la castaña, el rusco, la cafeína, el guarana, el gingko y el silicio.

- La sauna y el baño de vapor: adelgazar sudando no es posible, pero sí es cierto que el cambio de frío a caliente actúa de forma positiva sobre los cúmulos de celulitis. El riego sanguíneo reforzado ayuda a un mejor metabolismo en las articulaciones. A través de los poros se eliminan las toxinas.

Gimnasia de piernas con la cinta elástica

Cinta de goma o fisiocinta se denominan (según cada fabricante) las cintas elásticas que calientan el músculo de forma pertinente. Las cintas elásticas pueden comprarse en muchas tiendas de deporte con distintos niveles de tensión y longitud, así como a medida.

Aumenta el efecto

El ejercicio se practica venciendo la resistencia de la cinta. Esto dificulta los ejercicios y aumenta su efectividad.

Practicar correctamente

● Los ejercicios están pensados como alternativa a los otros ejercicios de piernas para aquellos que les gusta entrenar con "aparatos".

● Colocar la cinta de manera que se tense fácilmente desde delante.

◷ No se preocupe si al principio no logra el número de repeticiones que se indican. Después de algunas semanas lo conseguirá y también se notará en su figura.

12 repeticiones, 2 series
por lado para empezar.

Avanzar lentamente con la resistencia adecuada de la cinta

● Los principiantes empiezan con una cinta de resistencia leve y entrenan con ella como mínimo dos veces por semana.

◷ En caso de que mejore su nivel de entrenamiento, aumente el número de ejercicios a tres series y hasta diez repeticiones.

● Los avanzados empiezan también con una cinta de resistencia leve, realizando dos series y veinte repeticiones.

◷ Luego pueden aumentar a tres series y 24 repeticiones. Más adelante pueden pasar a una cinta elástica con mayor resistencia.

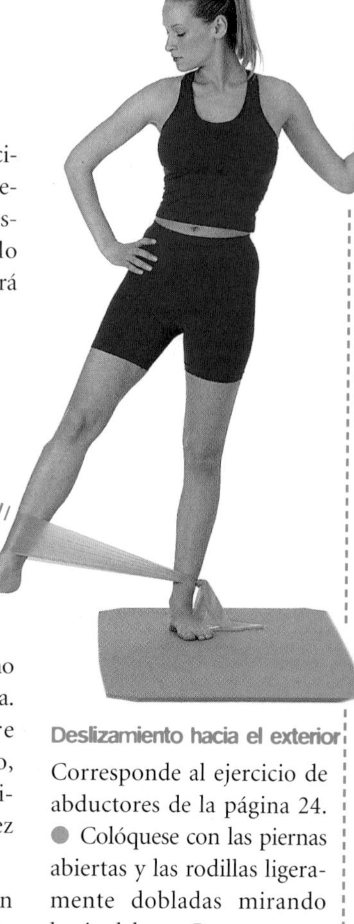

Deslizamiento hacia el exterior

Corresponde al ejercicio de abductores de la página 24.

● Colóquese con las piernas abiertas y las rodillas ligeramente dobladas mirando hacia delante. Para tener un mejor equilibrio apóyese con la mano izquierda en la pared.

● Coloque la cinta elástica atada a la altura de los tobillos. Estire la pierna lateralmente para vencer la resistencia de la cinta.

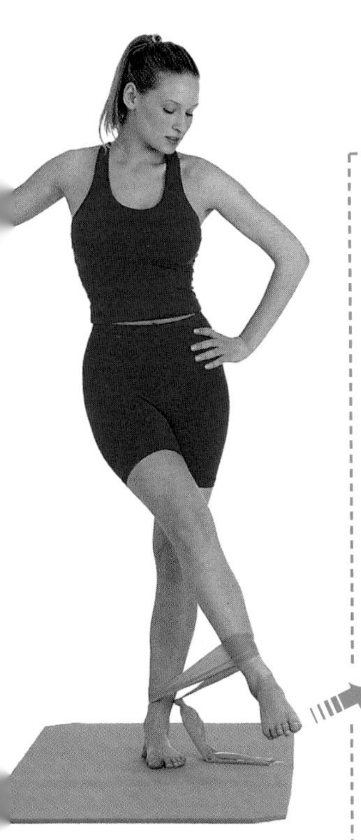

Deslizamiento hacia el interior

Corresponde al ejercicio de aductores de la página 25.

- Para entrenar el muslo por la parte interior (aductores) mantenga la misma posición anterior.
- Esta vez cruce la pierna estirada por delante del cuerpo. El talón indica la dirección, el pie está ligeramente doblado. Trabaje de nuevo contra la resistencia de la cinta.

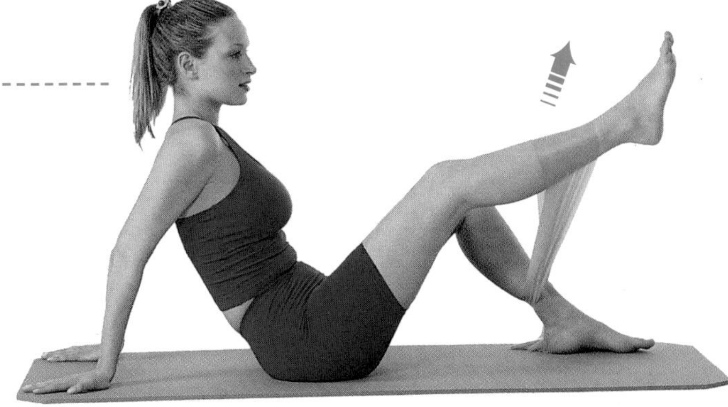

Muslo: parte anterior

Corresponde al ejercicio de aductores de la página 28.

- Sentada, apóyese en el suelo con las manos hacia atrás. Repose los pies en el suelo. Ponga la cinta elástica atada a la altura de los tobillos.
- Estire y doble respectivamente la pierna lo más lento y moderadamente posible. Las rodillas deben permanecer a la misma altura y la espalda recta. La cinta elástica debe estar siempre tensada firmemente.

Muslo: parte posterior

Corresponde al ejercicio de la página 26.

- De pie con las piernas abiertas y las manos apoyadas en la cintura. La cinta se coloca alrededor de los tobillos y debe estar tensada.
- Eleve la parte inferior de la pierna derecha hacia atrás, hasta que esté en paralelo con el cuerpo. Baje la pierna. Controle su postura vertical delante del espejo. El pie levantado debe desaparecer detrás de la rodilla. Así la rodilla no se tuerce.

Simplemente ¡escápese corriendo de su problema de figura!

Para estilizar correctamente su figura no son suficientes sólo los ejercicios Fatburner. Debe estimular su metabolismo con entrenamiento adicional de resistencia. Resulta ideal correr, nadar y montar en bicicleta.

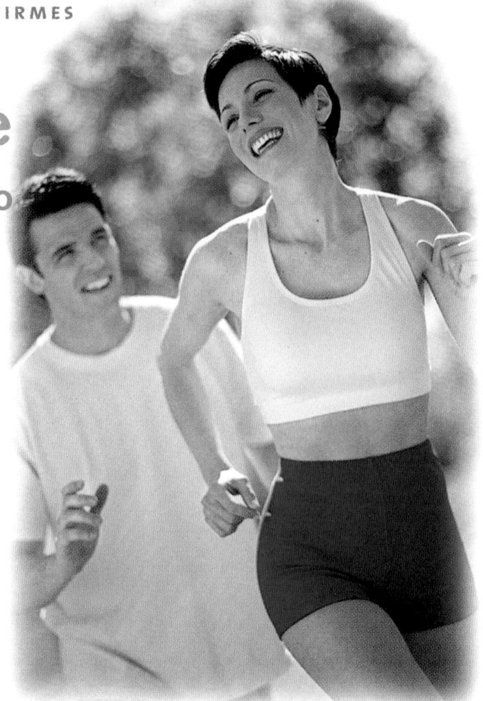

Ideal para las zonas problemáticas es el Power-Walking. Aunque no hace sudar tanto como el jogging, es mucho más efectivo.

"Aerob" Training

Antes se creía que cuanto más se entrenaba más grasa de quemaba. ¡Falso! Para quemar grasa el organismo necesita una cantidad suficiente de oxígeno, que sólo se puede obtener mediante un tempo adecuado de movimiento. Esto se denomina entrenamiento aeróbico (del griego *aer* = oxígeno). Ahogarnos al subir las escaleras es por ejemplo una carga aeróbica. El cuerpo alcanza una carencia metabólica, en la que sólo se consumen hidratos de carbono en forma de azúcar (glucosa), pero ninguna grasa.

Ideal: Power-Walking

Ideal para su figura es un tipo de deporte de resistencia, que activa la circulación y el metabolismo, y especialmente la musculatura de los muslos, las caderas y los glúteos. Power-Walking es el deporte más idóneo. Al andar rápido las zonas problemáticas se cansan más que al hacer jogging y se embellecen gratamente las articulaciones.

Practicar correctamente

El entrenamiento ideal para su figura debería ser así:

◷ Una o dos veces por semana gimnasia Fatburner, además **dos o tres veces por semana como mínimo "walking" 30 minutos,** para que el cuerpo pueda transformar las reservas de grasa en músculos.

La técnica Walking correcta

- El Power-Walking se aprende fácilmente. Consiste en avanzar con pasos grandes y rápidos. Para ello se hace rodar el pie de la punta al talón.
- En la postura de la cabeza y los brazos se reconoce a un Profi-Walker. Balancea los brazos con los codos doblados de manera más fuerte que al andar normalmente. La barbilla no mira hacia delante sino inclinada ligeramente hacia el esternón.

Corra de manera moderada

Nosotros sabemos que el cuerpo sólo quema grasa si practica deporte en un ambiente aeróbico. Pero ¿cómo podemos saber si hemos alcanzado la intensidad óptima de esfuerzo?

- Una regla de oro dice: En el entrenamiento de resistencia debe poderse conversar sin problema, sin que nos falte el aire. Es mejor guiarnos por los latidos del corazón; es decir, por nuestro pulso.

- La fórmula más sencilla dice "220 menos su edad". Ésta es la frecuencia cardíaca máxima (FCM) que usted puede alcanzar en un entrenamiento de resistencia. Para estimular de manera óptima su metabolismo, usted debe entrenar sólo aproximadamente al 65 por 100 de la frecuencia máxima. Sin embargo, esta fórmula no es siempre acertada, porque no tiene en cuenta la condición de cada uno.
- La posibilidad más exacta de calcular su pulso ideal la ofrece un reloj de control en su muñeca (en tiendas de deporte a partir de 102 euros). En un cinturón elástico colocado alrededor del pecho hay un indicador de señales que registra las señales del corazón y envía los datos al reloj de control. Éste calcula su pulso de entrenamiento ideal y muestra los latidos del corazón por minuto.

¿Qué se necesita?

Ropa cómoda de *fitness* o un conjunto de jogging. Son importantes unas buenas zapatillas para correr con suela. Las zapatillas específicas para walking tienen el tacón biselado para amortiguar los pasos.

info:

¿ESTOY DEMASIADO GORDA?

Medir el contorno deprime tanto como pesarse diariamente y dice poco sobre el cuerpo (ver pág. 45). Quien desee saberlo de forma correcta debe hacerse un análisis de grasa corporal por un médico deportivo o su entrenador personal.
Sobre una báscula de grasa corporal especial, y mediante la medición del grosor de los pliegues de la piel mediante una tenazas especiales, se puede determinar de forma bastante exacta el nivel de grasa corporal y averiguar el sobrepeso.
Las mujeres deben tener aproximadamente el 25 por 100 de grasa corporal, mientras que los hombres, un 18.

Trasero firme

El trasero toma unas buenas curvas

Nosotras mismas difícilmente podemos ver nuestro trasero. En cambio el 85 por 100 de los hombres dirigen su mirada al trasero de una mujer. Entonces, causa buen efecto si éste es firme y no se ve flácido.

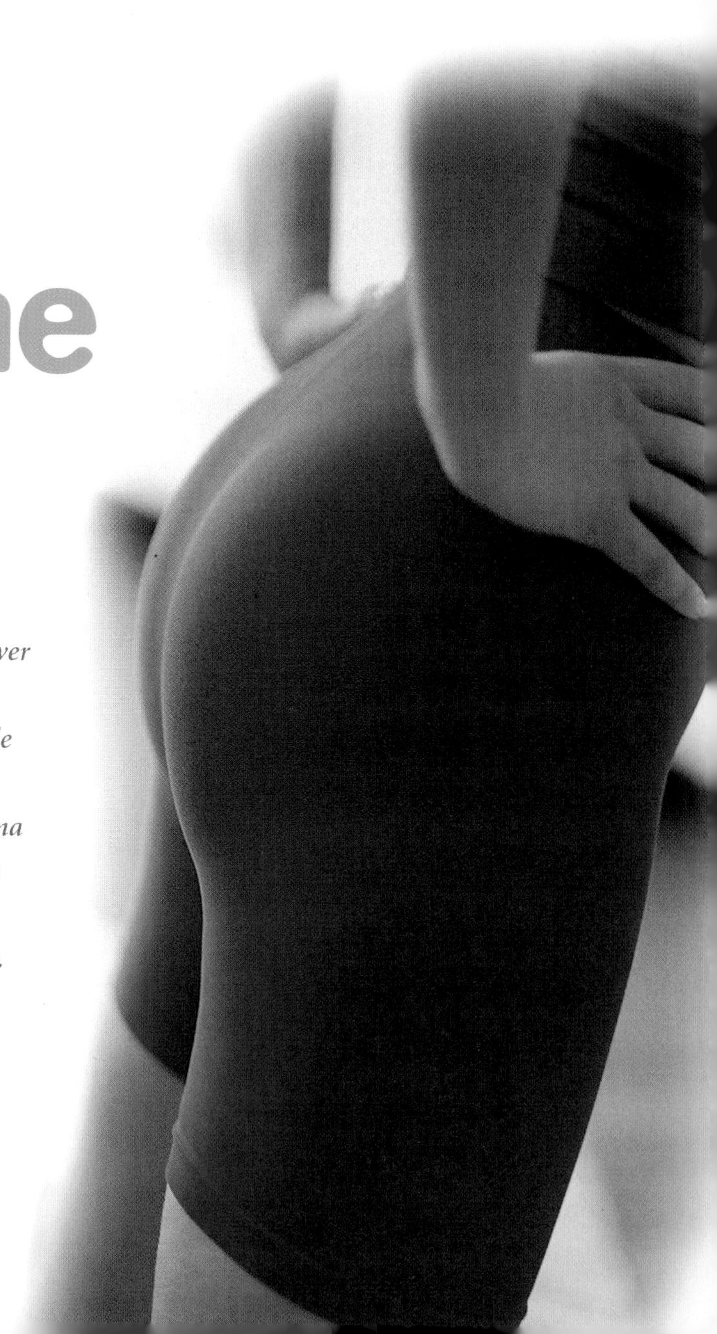

Un trasero firme

El trasero está como hecho a propósito para los problemas. Consiste en abundantes tejidos grasos, y además tiene un pésimo riego sanguíneo. El tejido conjuntivo es blando y elástico debido a sus fibras de apoyo paralelas (página 21). Junto con las células grasas hinchadas se coloca habitualmente la celulitis en el trasero. Debajo de la capa más o menos gruesa de grasa se encuentra el músculo más grande del cuerpo, sobre el cual nosotros nos ponemos cómodos. Pero sin entrenamiento este músculo se atrofia y el trasero pierde su fuerza de gravedad y cuelga.

Entrenador efectivo

Nuestro trasero no es un compañero de entrenamiento exigente. Pasear simplemente es un entrenamiento efectivo.

- No nos referimos a un paseo lento, sino a un paso rápido. Para tensar los glúteos, realice cada paso como si pasara por encima de pelotas de fútbol.
- Vaya a pie siempre que pueda. También subir escaleras da firmeza a los tejidos; por ello, evite los ascensores.

info:

¿QUE DAÑA EL TEJIDO CONJUNTIVO?

- El sol actúa como principal dañante. La exposición excesiva a los rayos UV provoca la creación de radicales libres. Estas moléculas, muy agresivas, causan daños irreparables en el tejido conjuntivo. Para evitarlo, proteja su piel con una crema de alto factor fotoprotector.
- Los fumadores de consumo alto necesitan el doble de vitamina C que los no fumadores. La nicotina también libera los radicales en gran cantidad, y extrae del cuerpo vitamina C, que tiene un papel importante al producir las fibras de colágeno del tejido conjuntivo.

- En cualquier momento y en cualquier lugar puede entrenar con un ejercicio isométrico invisible: apretar fuertemente los glúteos sin variar el ritmo de respiración. Mantener la tensión unos segundos.

Entrenamiento planificado

O manzana o pera, o redondo o plano: la forma del trasero no deja cambiarse, porque está determinada genéticamente. Con una pelvis ancha difícilmente tendremos un trasero pequeño y redondo. Con curas de hambre, como máximo conseguiremos que pierda su forma, porque el peso pimpón hace trabajar en exceso a las fibras elásticas del tejido conjuntivo.

Un entrenamiento de *fitness* bien planificado se encarga de que la grasa se elimine y el tejido permanezca terso y firme. Ésta es la única manera de poner en plena forma el trasero.

Los músculos de los glúteos

Un trío fuerte

Los tres músculos de los glúteos se encuentran en la "gran colina móvil", junto a los pliegues oblicuos del trasero. Se distinguen los músculos pequeño, mediano y grande. El último forma el trasero y es el más poderoso extensor de la articulación de la cadera. Junto al músculo recto del abdomen, influye sobre la posición de la pelvis. Los otros dos músculos menores del trasero participan en todos los movimientos del muslo. Son realmente importantes para la estabilidad de la articulación de la cadera en el momento en que ponemos un pie en el suelo. Evitan que la parte superior del cuerpo se doble hacia un lado. Por tanto, un trasero bien entrenado no es sólo una ventaja óptica.

Realizar cada dos días diez minutos de ejercicio de músculos para el trasero está bien invertido.

Tumbada, elevar el trasero

- Túmbese sobre la espalda, con la cabeza permaneciendo en contacto con el suelo. Apoye los brazos junto al cuerpo y doble las piernas.
- Eleve la pelvis hasta que los muslos y el tronco formen una línea recta. Tense el trasero y cuente hasta diez. Luego descienda lentamente.

Empiece este ejercicio con veinte repeticiones y dos series.

consejo:

ENTRENE MODERADAMENTE

- Respire correctamente en los ejercicios: en la fase de tensión expulse con fuerza el aire del abdomen, al relajar llene profundamente sus pulmones con aire.
- Cuanto más lenta y concentrada realice los movimientos, mejor es el efecto. No trabaje con prisa.
- En los ejercicios boca abajo o a cuatro patas, no eleve la pierna activa demasiado, porque corre el riesgo de sobrecargar la columna vertebral.

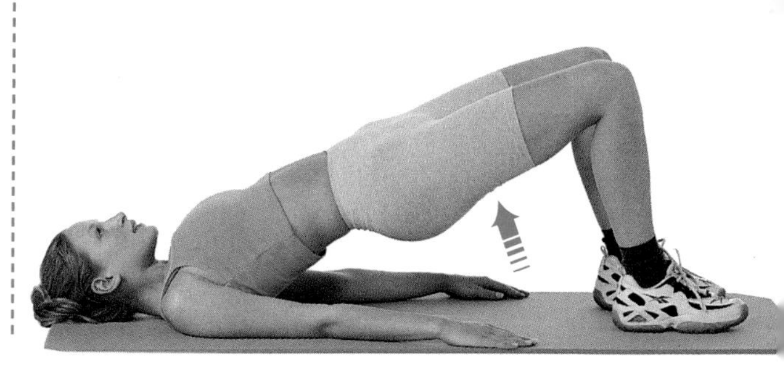

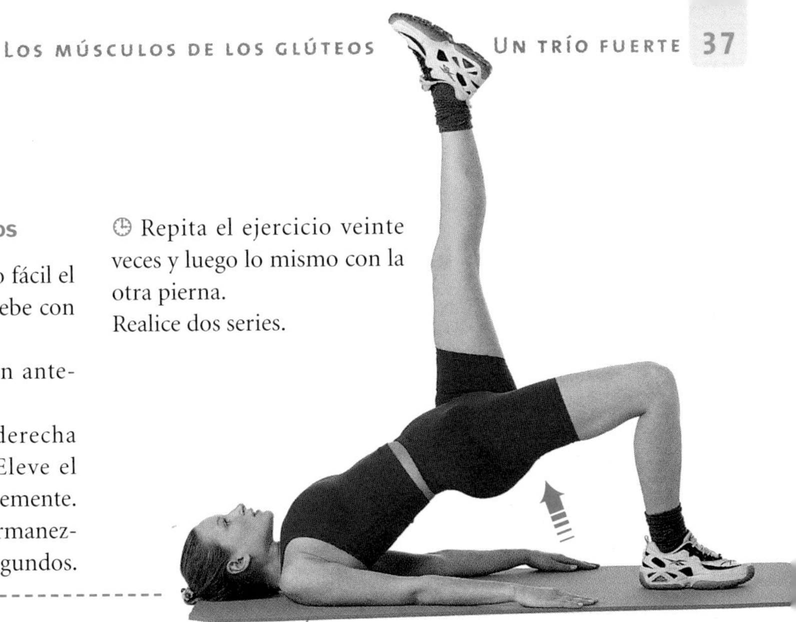

Lift-up para avanzados

Si le parece demasiado fácil el ejercicio anterior, pruebe con la variante power:

● La misma posición anterior.

● Estire la pierna derecha recta hacia arriba. Eleve el trasero y ténselo firmemente. No doble la pelvis. Permanezca así durante diez segundos.

◷ Repita el ejercicio veinte veces y luego lo mismo con la otra pierna.
Realice dos series.

Estirar la pierna hacia delante, para avanzados

Este ejercicio es de similar dificultad:

● Tumbada sobre la espalda, apoye sólo una pierna y la otra la eleva ligeramente en posición recta. En esta altura debe sostenerse de forma paralela al suelo.

● Presione la pelvis hacia arriba sin doblar las caderas. Presione los glúteos y mantenga esta posición durante diez segundos, luego descienda lentamente.

◷ Realice quince repeticiones, dos series.

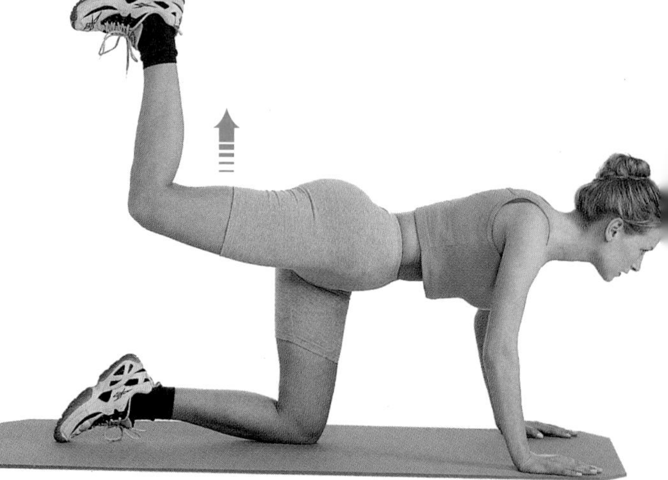

Gimnasia para el trasero, en posición boca abajo

● Túmbese boca abajo de forma relajada. La frente se apoya sobre los brazos cruzados, y así la nuca permanece recta. Las piernas están estiradas. Quien tienda a la lordosis, debe poner una toalla doblada debajo del abdomen.

● Eleve lentamente primero una pierna y luego la otra. Al descender la pierna, la punta del pie debe rozar ligeramente el suelo y luego volver a elevarse. Así se mantiene la tensión.

◷ Realice este ejercicio diez veces por lado, dos series.

Posición a cuatro patas

● Arrodíllese sobre el suelo, apoyando las manos con los codos ligeramente doblados (mejor apoyarse sobre los antebrazos). Estire una pierna hacia atrás, formando un ángulo de 90 grados. La espalda debe estar recta y formar una línea con la cabeza. El peso debe descansar sobre los brazos.

● Eleve la pierna doblada hacia atrás hasta que se encuentre a la misma altura que el trasero. Para ello la fuerza proviene del músculo del asiento.

● Descienda la rodilla hasta llegar cerca del suelo y elévela de nuevo.

◷ Repetir diez veces por lado y realizar dos series.

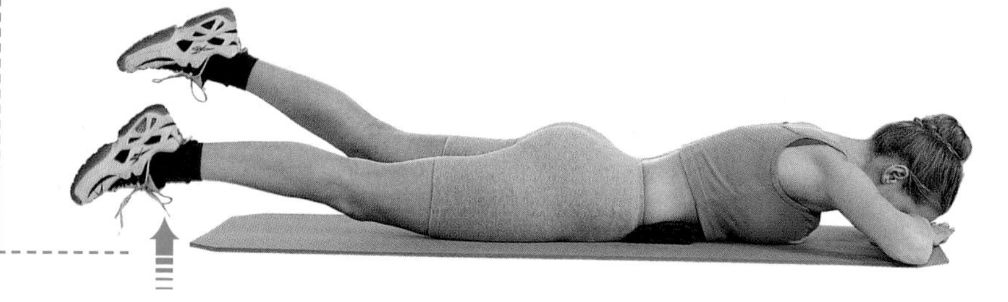

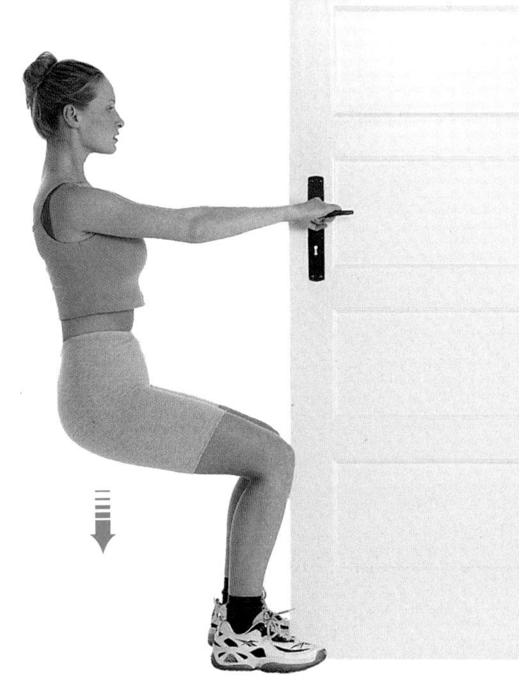

Doblar las rodillas junto a una puerta

● Coja la puerta abierta de una habitación entre sus pies. Apóyese en el pomo de la puerta.
Estírese hacia atrás lo máximo posible, hasta que su punto de gravedad se encuentre en sus talones. Estire los brazos para mantener la parte superior del cuerpo recta.

● Descienda el trasero como si fuera a sentarse en una silla.
● Eleve lentamente el cuerpo y de nuevo descienda sobre las rodillas.

Repita el ejercicio doce veces y realice dos series.

info:

Concepto de tres puntos para unos glúteos tensos

● Esto deja la piel lisa y firme:
Mezclar sal marina gruesa con un poco de aceite corporal hasta conseguir la textura de una pasta dentífrica. Extenderlo sobre el trasero en círculos y a continuación ducharse.

● Un masaje efectivo contra la piel de naranja:
Colocar el dedo índice y anular debajo del trasero de forma transversal. Presionar los dedos a lo largo de los pliegues del trasero y estirar hacia abajo, y luego volver a empezar. Así recorrer todo el trasero hasta las caderas y regresar. Realizar esto diariamente.

● Alisadores efectivos son los aceites corporales vitaminados con esencias cítricas que deben masajearse diariamente. También ayudan los productos especiales contra la celulititis, mediante los cuales mejora el riego sanguíneo. Pero simplemente aplicando cremas no puede eliminarse la piel de naranja (ver pág. 21).

Entrenamiento con cinta elástica

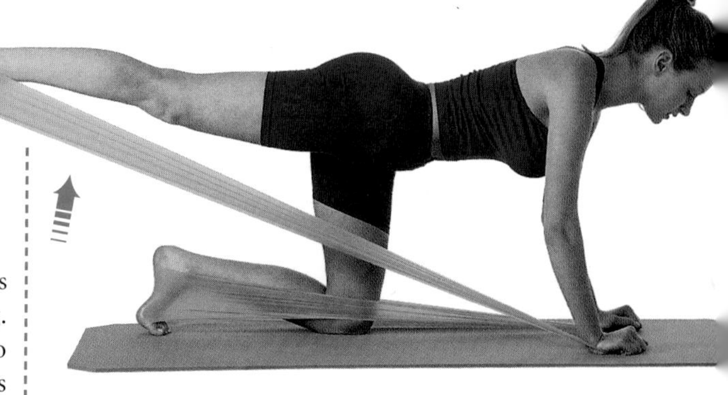

La cinta elástica también es efectiva para los glúteos (pág. 30), para intensificar el efecto de los ejercicios. Además es tan pequeña que puede guardarse en un bolsillo e incluso en los viajes puede ser un compañero de entrenamiento disponible en cualquier momento.

Practicar correctamente

- Quien necesite cambios, practique un día con cinta elástica y el otro sin ella.
- Para que resulte más efectivo debe practicarse con dos cintas al mismo tiempo, porque así utiliza de forma alterna las dos mitades del cuerpo. Y ahorra tiempo.

A cuatro patas con dos cintas

Para este ejercicio se necesitan dos cintas elásticas.

La longitud correcta: una vez atadas, de manera tensa pero no completamente extendida, la cinta debe llegar del cuerpo hasta la cintura.

- Usted se arrodilla a cuatro patas, los brazos estirados. Ate cada cinta en cada planta del pie y tome el otro extremo con la mano.
- Estire la pierna derecha hacia atrás hasta que sólo los dedos del pie rocen el suelo. Con el pie doblado de esta pierna, elévela de manera que forme una línea recta con la espalda. Tense los músculos del trasero y mantenga brevemente esta posición.
- Vuelva a la posición inicial y repita el ejercicio con la otra pierna.

🕒 Ocho veces con cada pierna, dos series.

Press-up de pie

- De pie, con las piernas abiertas, ate la cinta alrededor de los tobillos hasta que note la tensión.
- Tense la musculatura del abdomen y el trasero, luego extienda una pierna hacia atrás y estire. Cuente hasta diez y regrese a la posición inicial.
- Luego realice el ejercicio con la otra pierna.

🕒 Repita el ejercicio diez veces, dos series.

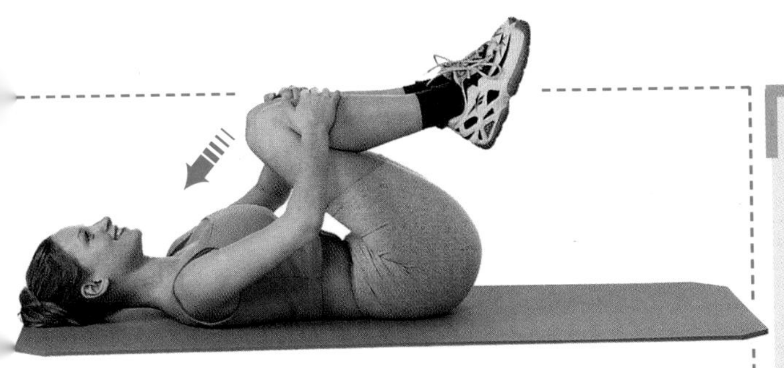

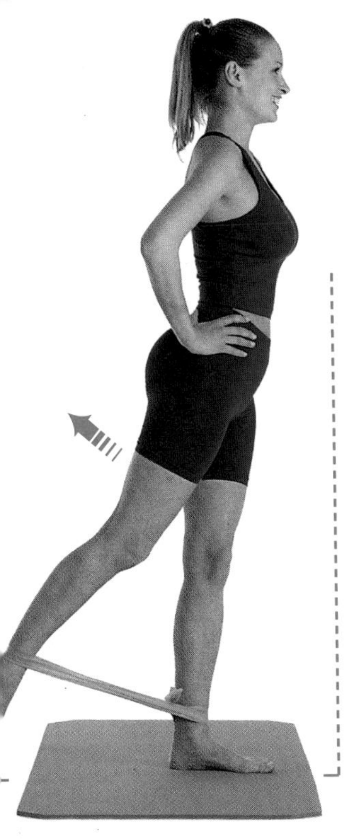

Stretching para terminar

Relajación para el trasero

Justo después de entrenar los músculos del trasero, es beneficioso realizar un ejercicio para destensar.

- Tumbada sobre el suelo, encoja ambas rodillas y acérquelas lo máximo posible junto al pecho. Las manos han de sujetar las tibias y los pies estar destensados.
- Mantenga así la posición durante veinte segundos y respire de forma tranquila y regular.

◷ Después de una pequeña pausa, repita el ejercicio.

atención:

AGUJETAS: ¿TIENE QUE SER ASÍ?

Cuando los músculos duelen después de realizar el entrenamiento, esto no significa que se haya realizado de una manera especialmente efectiva.
Las agujetas aparecen debido a diminutas roturas del tejido muscular que se producen por una carga corporal no habitual. Normalmente aparecen pocas horas después y deben eliminarse al cabo de tres días como máximo. Quien no realice entrenamiento habitualmente, notará con seguridad estas molestias musculares. Después de un entrenamiento regular las primeras dos semanas, ya no tendrá mas agujetas.

- Importante: no aumente de manera rápida la carga de los ejercicios.
- Los ejercicios de estiramiento ayudan a evitar las agujetas (ver pág. 22).
- También resulta beneficioso tomar un baño con algún elemento relajante después de realizar el entrenamiento.

Si quiere entrenar en un gimnasio

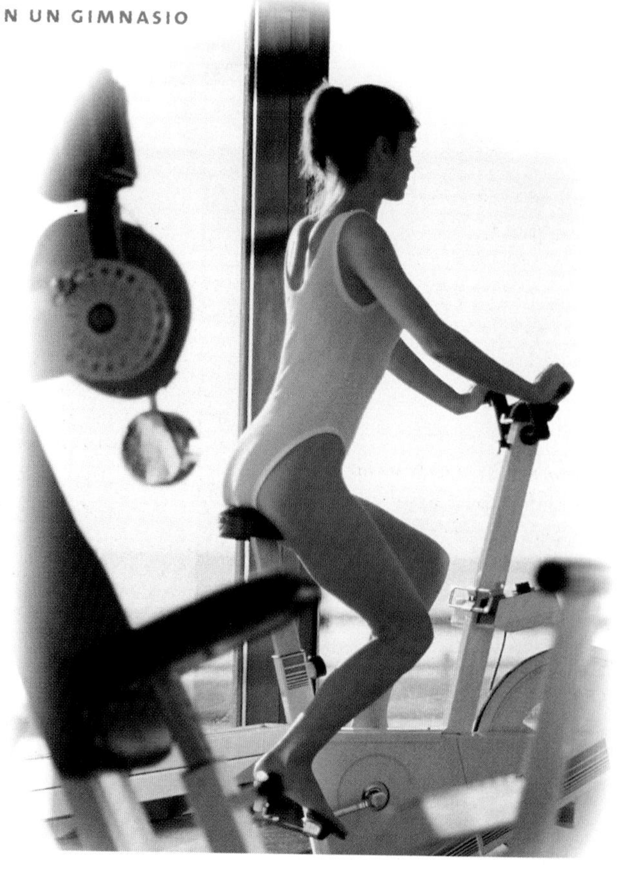

Tanto si usted desea entrenar en un gimnasio como en casa, el efecto es el mismo. Todo depende de la regularidad y la resistencia.
El entrenamiento con aparatos en el gimnasio es apropiado para aquellas que prefieren la técnica y encuentran mayor motivación con otras personas que hagan lo mismo.

La diversión es importante

Mantendrá su regularidad si además...

- Elige un tipo de entrenamiento que le divierta.
- Incluye en su agenda la visita diaria al gimnasio.
- Queda con amigos para realizar el entrenamiento.
- Varía sus ejercicios en lugar de caer en una rutina aburrida.

La A y la O: asesoramiento individual

Para cada grupo de músculos hay unos aparatos apropiados que le debe explicar de forma precisa su profesor. Pregunte también con qué frecuencia debe utilizarlos y con cuánto peso debe cargar cada aparato, para conseguir el objetivo de su entrenamiento (eliminar las zonas problemáticas).
A continuación le indicamos los ejercicios más importantes con aparatos que usted puede encontrar en cualquier gimnasio.
Para el abdomen no hay ningún ejercicio especial con aparatos. Pero para las piernas y

los glúteos, el abanico de ejercicios es grande.

Bodybuilding para las piernas

Musculatura de la parte anterior de los muslos

● Sentarse sobre la máquina «de estirar las piernas» y sujetarse a las asas laterales.
● Al respirar, estirar la varilla de las pesas hacia arriba con ambas piernas.
Sin pausa, descender lentamente y luego inspirar.

Musculatura de la parte posterior de los muslos

● Tumbarse en el banco sobre el abdomen en el aparato para doblar las piernas.
● Los talones estiran la varilla de las pesas en dirección a los glúteos. Respirar.
● Al inspirar dejar caer lentamente la varilla sin apoyar. A continuación repetir.

consejo:

EN EL GIMNASIO

Resulta efectivo entrenar dos o tres veces por semana en los aparatos. Hay que dejar cuarenta y ocho horas de descanso para que los músculos entrenados en el *bodybuilding* puedan regenerarse debidamente. Es muy importante adaptar a cada persona el peso y las repeticiones de los ejercicios; para ello déjese aconsejar oportunamente en el gimnasio. Y no sólo la primera vez; también debe controlar sus progresos.

● Al principio coloque poco peso en los aparatos y realice el ejercicio con mayor frecuencia.

● Resulta óptimo realizar tres series con veinte repeticiones. Entre cada bloque de ejercicios haga una pausa.

● Si luego desea intensificar su entrenamiento, es mejor incrementar las repeticiones que el peso.

● También es válido para el *bodybuilding:* no entrenar nunca con la musculatura en frío. Primero realice ejercicios de estiramiento (ver pág. 22) o *cardiotraining* (sobre la bicicleta estática o el *stepper*) para calentar la musculatura.

Muslos parte interior

● En el aparato para los aductores, abrir y cerrar lentamente las piernas apretando los cojinetes con las rodillas y luego soltándolos.
Respirar al tensar la musculatura (cerrar las piernas) y al relajarse (abrir las piernas) inspirar.

Muslos parte exterior

● En el aparato para los abductores, abrir las piernas (respirar) presionando los cojinetes con las rodillas.
Abrir las piernas al máximo y luego lentamente cerrarlas (inspirar).

Bodybuilding para el trasero

Trasero más tenso en posición erguida

● En el *Hip Extension* la parte superior del cuerpo se dobla hacia delante y se apoya contra un cojín. Delante se encuentran las asas para las manos. Los músculos del trasero y de las piernas se tensan fuertemente.

● La varilla de pesas se levanta lo máximo posible con la parte posterior del músculo. La pierna está ligeramente doblada.

Presión con las piernas en posición sentada

● Permanezca con la espalda recta; en este ejercicio debe sentarse sobre una silla con respaldo recto.

● Las pesas se mueven hacia delante con las piernas mediante una plataforma. Así las rodillas no se extienden nunca completamente.

● En la fase de descarga las piernas se acercan sólo de manera que la tensión remite un poco. Realizar este ejercicio de manera armónica.

Pedalear en posición tumbada

● *Crossrobic* se denomina el aparato que reproduce el pedaleo en posición tumbada. Esta posición evita las malas posturas en el entrenamiento.

● Mientras la espalda se apoya en un cojín oblicuo, los pies se mueven como pedaleando en una bicicleta y presionan las pesas.

info:

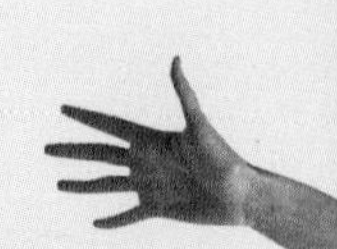

EN EL ENTRENAMIENTO BEBA MUCHA AGUA INCLUSO SIN SED

No espere a coger la botella hasta que tenga la boca seca. Si bebe demasiado tarde, puede perder potencia con la pérdida de sudor.

● Es mejor que beba dos horas antes de realizar el entrenamiento medio litro de agua sin gas.

● Para el entrenamiento coja una botella llena de agua como las de los ciclistas; las bebidas isotónicas deportivas también son adecuadas para calmar la sed. Evite colas, limonadas y tes helados, porque contienen mucho azúcar. Con ello el cuerpo pierde agua en lugar de almacenarla.

● Permítase una apetitosa bebida energética después de practicar deporte:

—Batir 100 g de kefir, el zumo de una naranja y algo de vainilla (100 calorías)

—Puré de 150 g de zanahorias, con 300 ml de zumo de verduras, una cucharadita de aceite de germen de trigo y media rama de perejil (150 calorías)

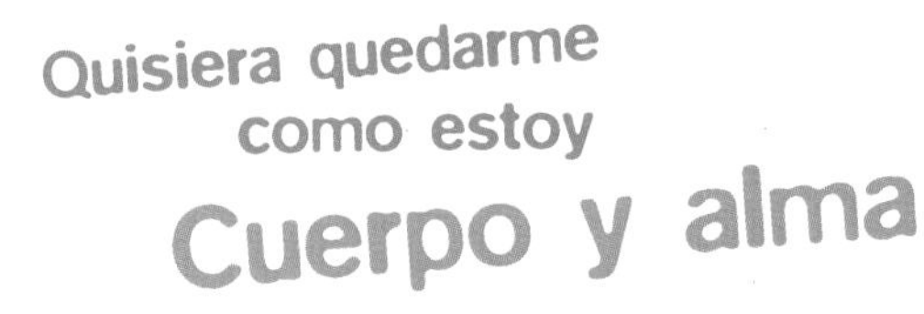

Quisiera quedarme como estoy

Cuerpo y alma

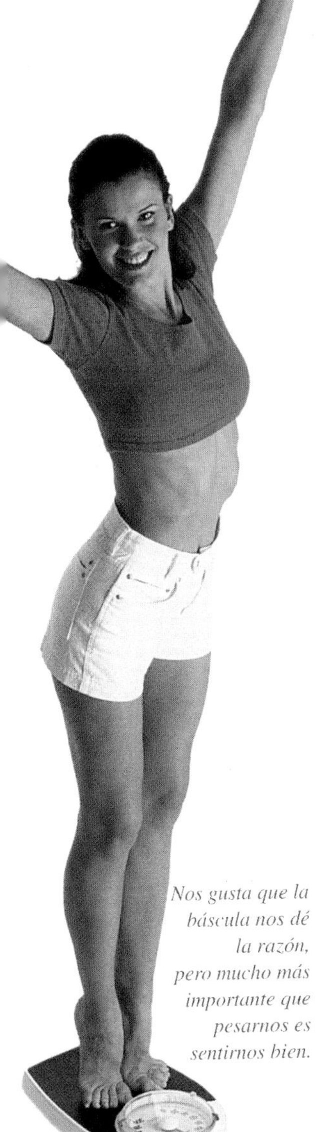

Nos gusta que la báscula nos dé la razón, pero mucho más importante que pesarnos es sentirnos bien.

Al igual que para el arte, para la moda no existe un ideal de belleza definido. Cada cuerpo tiene su estructura básica individual, que proviene de la herencia genética. Las tendencias en cuanto a la silueta varían según el gusto del momento y no pueden regirse por una norma.

El objetivo de este libro es conseguir mejorar en la medida de lo posible lo que la naturaleza nos ha dado. Mucho más importante que las normas de la moda es encontrarse bien con uno mismo. Los especialistas en nutrición no hablan de "peso ideal", sino de "peso de bienestar".

Simplemente para sentirse bien

Sólo quien se siente a gusto con su cuerpo resulta atractiva y tiene ese "algo especial". Esta belleza no se puede medir en centímetros. Pero esto no es un motivo para la resignación, si su figura no es ideal, ya que usted puede mantener en forma su cuerpo (sin torturarse) con la ayuda de gimnasia, alimentación correcta, cuidados de belleza y un poco de disciplina.

Con el cuerpo, no contra él

Acepte por tanto las limitaciones de su cuerpo y sea feliz con él. No se trata de trabajar contra el propio cuerpo para conseguir un ideal de belleza abstracto, sino de trabajar con él para mejorar el bodyfitness y sentirse bien.

Una vez superada la pereza, su autoestima subirá rápidamente y como premio obtendrá una nueva imagen de sí misma.

Buscar, encontrar

Índice alfabético

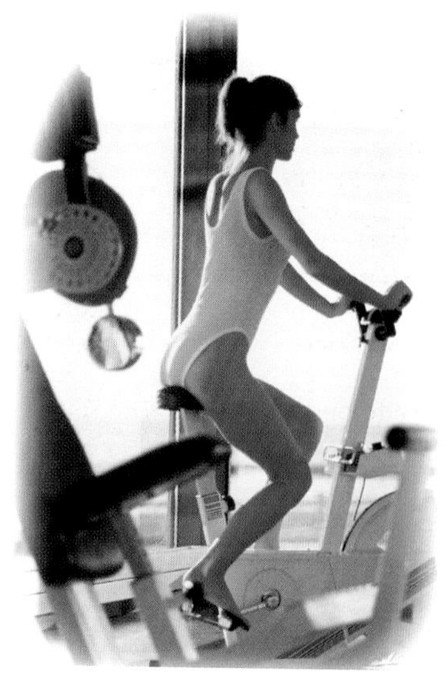

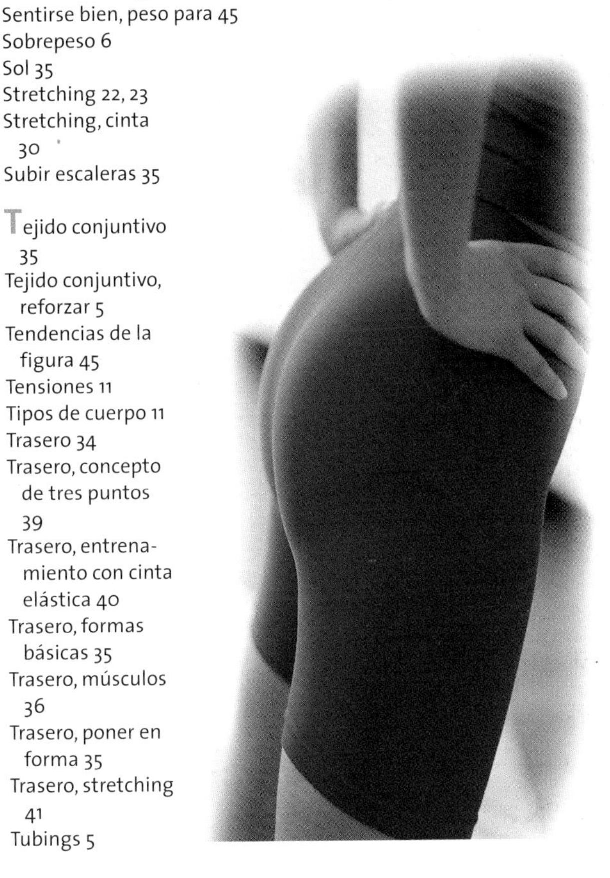

La autora

Margit Rüdiger nació en 1955 en Munich. Desde hace algunos años se ha especializado como periodista y autora de libros sobre temas de belleza y *fitness*. Escribe para revistas femeninas como *Madame*, *Elle* y *Marie Claire*, y ha publicado varios libros sobre consejos de belleza. Desde que tenía veinte años, Margit Rüdiger practica regularmente *body-training*.

Información útil

Los consejos indicados en este libro han sido analizados y comprobados en la práctica. Sin embargo, los lectores y lectoras deben decidir en qué medida los ponen en práctica. La autora y la editorial no asumen ninguna responsabilidad sobre los resultados.

Fotografías

Fotos, incluyendo portada: Tom Roch
Estilismo: Julia Schlotke

Otras fotos:
Bavaria: Página 1
Equipo fotográfico IFA: Página 4 (J. Heron)
Mauricio: Página 42
Stock Market: Páginas 2, 7 (Ariel Skelley), 32 (Michael A.) 45 (Michael Keller)

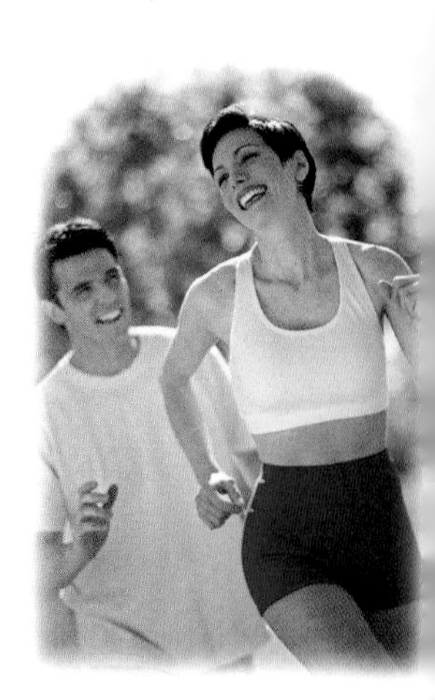

Créditos

Copyright © EDIMAT LIBROS, S. A.
C/ Primavera, 35
Polígono Industrial El Malvar
28500 Arganda del Rey
MADRID-ESPAÑA

Publicado originalmente con el título Bauch, Beine, Po.
©2002 por Gräfe und Unzer Verlag GmbH, Munich
Derechos de propiedad intelectual de la traducción a español: 2002 © por Edimat Libros

Colección: Sentirse bien
Título: Abdómen, piernas y glúteos
Autor: Margit Rüdiger
Traducción realizada por: Traduccions Maremagnum MTM
Impreso por: COFÁS

ISBN: 84-9764-265-1
Depósito legal: M-8510-2005

IMPRESO EN ESPAÑA – PRINTED IN SPAIN